LA DÉCOUVERTE DE L'ÉPHÉMÈRE

CONFESSIONS D'UNE CANCÉROLOGUE

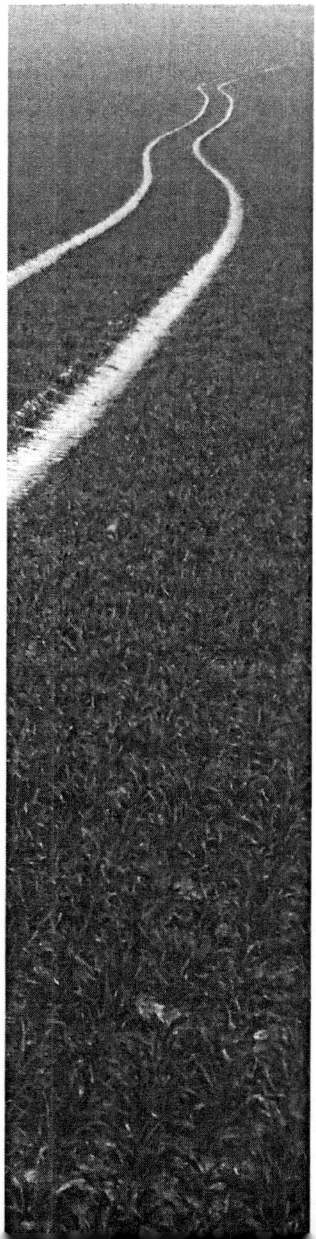

DR CLAUDE FINET

LA DÉCOUVERTE DE L'ÉPHÉMÈRE

CONFESSIONS D'UNE CANCÉROLOGUE

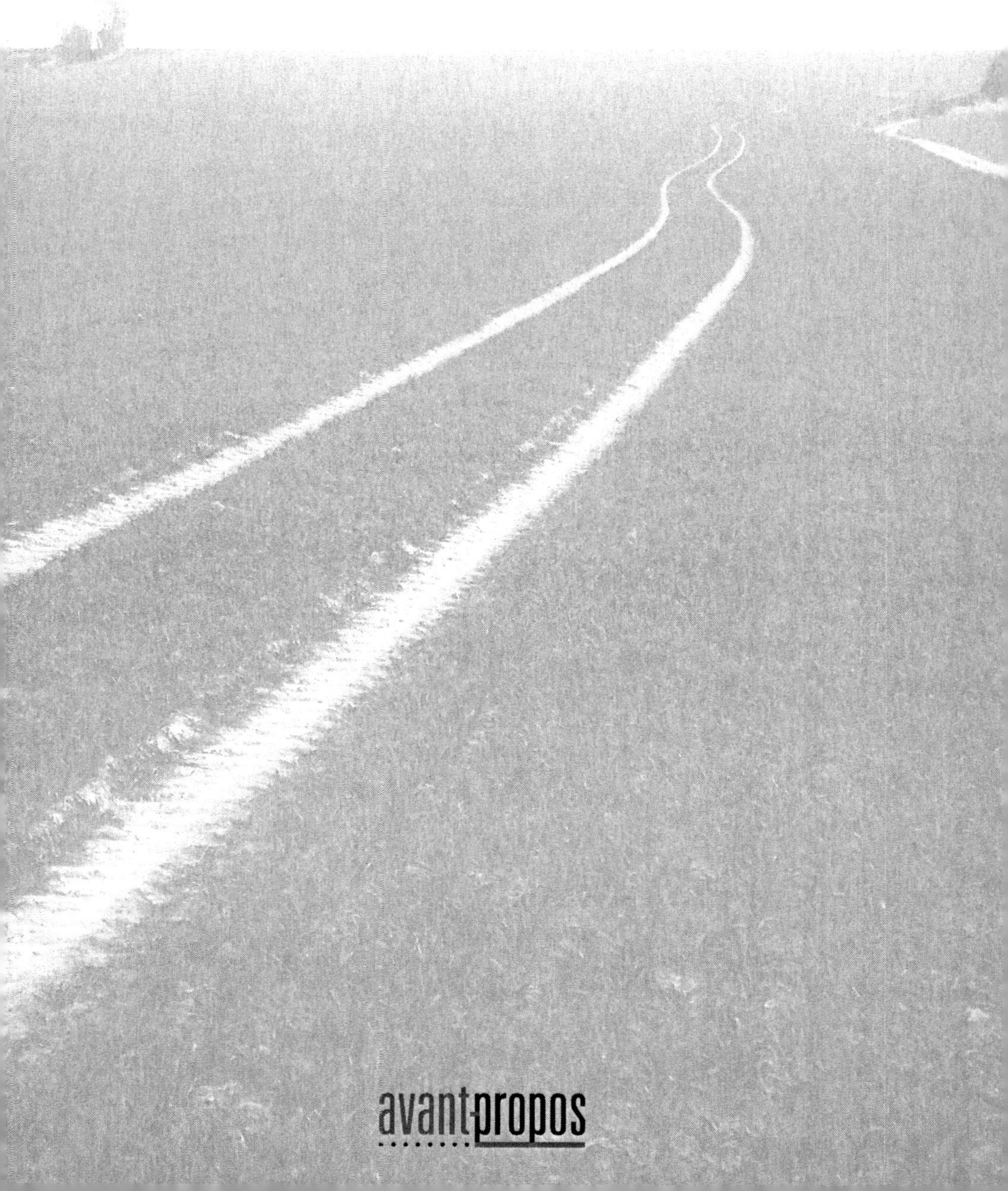

© Avant-Propos
Maison d'édition
Avenue de Diane, 5
B-1410 Waterloo
info@avantpropos.eu

Coordinateur du projet
La maison d'édition représentée par
Hervé Gérard et Anne Delandmeter

Conception graphique et mise en page
Martine d'Andrimont - ARTifice concept
info@artifice-concept.be, Louvain-la-Neuve

Photo de couverture :
© Bernard Dubois

ISBN 978-2-930627-93-9
Dépôt légal D/2014/12.416/3

Imprimé en Pologne chez TOTEM

À Bernard et Xavier
À Basile, Constantin et Niobé
À tous ceux et celles qui suivront
À mon avenir
À Daniel, au chemin parcouru ensemble
À mon passé

Et pour Luc,
avec tout mon amour et toute ma gratitude

AVANT-PROPOS

Ce qui ressort de ces derniers jours, c'est la solitude. Je suis seule, je me sens seule. Quelles que soient les précautions dont je peux m'entourer, la décision, la responsabilité m'appartiennent.

Monsieur D est mort des suites de son intervention. Il avait bien répondu à sa chimio, il allait bien. Il avait peut-être, sans doute, quelques mois, voire plus, qui sait, de vie parfaite devant lui. Il était au courant des risques qu'il prenait en acceptant cette opération. Mais n'est-ce pas un leurre de penser que les gens sont au courant ? Ne sont-ils pas de plus en plus noyés, déboussolés, sous la masse d'informations ?

Comparativement au peu d'informations dont disposait la majorité des patients il y a vingt ans, la différence est grande. Auparavant, on savait que les gens ne savaient pas tout. Aujourd'hui, on peut croire qu'ils savent et qu'ils choisissent. Le médecin se rassure ainsi.

Solitude aussi de ne pouvoir partager ce que je vis avec mes proches. Il faudrait trop de temps, trop de silences, trop de nuances pour exprimer les choses, la qualité et la complexité des choses.

On ne peut comprendre si on ne l'a pas vécu avec moi. C'est ma certitude. Et surtout, si je m'exprime mal, l'autre risque de formuler des réflexions, des remarques, qui ne seront nécessairement pas les bonnes, et qui me toucheront, me feront mal inutilement. Je me sentirai encore plus seule… Je ne prends pas le risque.

Seule devant l'interprétation des résultats. En vingt ans, les examens se sont multipliés, les machines ont été perfectionnées. Scanner, RMN, PET-scan… Chaque examen apporte des doutes, des possibilités d'erreur, ouvre des pistes nouvelles plutôt que d'en fermer.

Et finalement, comme jadis, le bon sens finit par primer ; il y a suffisamment d'arguments pour penser que c'est un cancer du poumon, et même si un lymphome n'est pas tout à fait exclu, on ne peut plus attendre et je prends le risque.

Le risque, la gestion du risque : la grande question, la plus grande solitude.

Chacun prend un risque dans son métier : le chef d'entreprise, le commandant de bord, le conducteur de car. Mais ceux-là prennent également un risque pour eux-mêmes ; ils sont partie prenante du risque, ce qui en quelque sorte les dédouane, les excuse. S'ils se trompent, ils mourront aussi.

Quant au médecin, il prend un risque pour l'autre, il ne prend pas part au risque impliqué par la décision. Il reste infiniment responsable, infiniment coupable, infiniment seul lorsque les choses tournent mal.

En cela non plus rien n'a changé ; la solitude est inhérente au type de risque pris.

Bien sûr, en vingt ans, on a cherché à minimiser les risques, on a multiplié les « guide lines », les « com », les « bonnes pratiques ». Cela a certainement rendu la médecine plus sûre, en tout cas plus reproductible. Chacun fait la même chose, on peut comparer les résultats, on sait de quoi on parle.

En attendant… Monsieur D est mort. Le fait que la décision de lui proposer cette intervention ait été prise avec d'autres médecins au cours d'une « concertation multidisciplinaire » rend-il les choses plus faciles ? Sans doute. Mais c'est avec moi que Monsieur D a discuté et pris la décision, dans l'intimité de mon bureau. C'est à moi qu'il a fait confiance. Et c'est lui qui est mort et moi qui suis vivante.

Comment survivre, comment se pardonner, comment continuer ?

Chacun a sa réponse, nécessairement, car celui qui ne trouve pas sa réponse change de métier très rapidement.

Quelle est ma réponse, ma tentative de réponse ? Elle est double.

D'abord continuer, accumuler l'expérience, pour que cette mort ne soit pas inutile, mais puisse servir à d'autres. Plus j'accumule de l'expérience, moins je me sens le droit d'arrêter. Mais les limites sont évidentes : je ne vais pas pouvoir travailler indéfiniment.

Ensuite, témoigner de ces gens, de ces moments, de ces angoisses, de ces courages, de ces victoires, de ces échecs. Le témoignage de trente ans de cancérologie, trente ans au cours desquels les traitements, les réussites, les espoirs les plus fous, mais aussi les échecs, se sont multipliés.

Trente ans au cours desquels on a vu se développer, pour la première fois dans l'histoire, des traitements vraiment efficaces : la médecine s'est crue toute-puissante. Nous allions vaincre. Vaincre quoi ? Qu'avons-nous vaincu ?

J'ai la chance énorme, ahurissante, d'être en bonne santé. J'ai 58 ans, et je n'ai eu, jusqu'à présent, aucune maladie grave. J'ai vécu chaque jour comme s'il pouvait être le dernier, comme si les choses pouvaient basculer le lendemain. J'ai eu la chance d'être vieille très jeune, et c'est le plus beau cadeau que m'a apporté ce métier. Mais cela m'a éloignée des autres. La contrepartie de ce cadeau fabuleux est la solitude. Je n'ai pu me sentir chez moi avec les autres qu'à certains moments, avec certaines personnes.

Ma chance insolente ne va pas durer. Il est temps de témoigner, de faire le bilan. Peut-être aurai-je ensuite le cœur plus léger, l'esprit plus serein. Je pourrai tourner la page, je pourrai partir.

J'ai toujours, de façon plus ou moins suivie, tenu un journal. C'est ma manière de sortir les choses de moi-même, de les apprivoiser. Qu'ai-je écrit il y a dix ans, vingt ans, trente ans ? Qu'est-ce qui a changé dans le monde et en moi? Quelque chose a-t-il vraiment changé ?

❖

La Vie est fascinante. La vie sous toutes ses formes, le miracle de la vie. La vie, depuis l'unicellulaire jusqu'au mammifère le plus évolué.

Petite, je rêvais d'être garde forestière, biologiste, fermière, botaniste, vétérinaire, éleveuse de chevaux, de chiens... Puis, je suis devenue médecin. La médecine, avec ses pôles scientifique, philosophique et psychologique, est un sujet dont on ne se lasse jamais. J'en veux pour preuve le nombre de médecins qui travaillent jusqu'à leur mort, sans jamais s'arrêter.

Au cours de ma formation, j'ai découvert la cancérologie. On ne devient pas oncologue par hasard. On adore ou on déteste. J'ai su immédiatement que ce serait une passion.

Cela cristallisait tellement de choses : la complexité scientifique, ce combat permanent contre une maladie multiforme, qui déjouait toutes les tentatives de traitement, cette mobilisation continuelle pour tâcher de la faire reculer.

On était au cœur même de la vie, et de son revers la mort. On se battait pour l'essentiel. Les choses bougeaient vite, il fallait sans cesse remettre sa stratégie en question si on voulait avoir une chance de garder cette maladie à distance.

Et par ailleurs, celle-ci s'inscrivait dans un être vivant qui, lui aussi, indépendamment de nos efforts à nous, se battait, et souvent fort bien, mieux que nous.

Il fallait avoir l'humilité de reconnaître qu'on ne connaissait pas tout, et qu'on maîtrisait souvent fort peu les choses.

Accepter de s'incliner devant une situation pour laquelle la médecine n'avait plus de réponse, et s'étonner parfois de voir la maladie se stabiliser d'elle-même.

Reconnaître son impuissance : quoi de plus difficile pour un médecin ?

Et aussi, aller à la rencontre de l'autre en face de soi, trouver les mots justes, mais surtout écouter ce que l'autre a à dire, à exprimer sur ses choix, ses priorités, qui ne sont pas toujours les nôtres, et devant lesquelles nous devons néanmoins nous incliner…

Plus récemment, je me suis formée à l'hypnose. J'étais en effet frappée par le fait que, dans la même situation objective, certains patients semblaient garder une qualité de vie acceptable, gérer la maladie avec facilité, naturellement, en continuant à profiter de ce qui restait possible, alors que d'autres perdaient cette faculté.

D'où leur venait cette force ? De leur connaissance d'eux-mêmes ? De l'acceptation de ce qu'ils étaient ? Était-ce inné, était-ce acquis ? Était-ce spontané, réfléchi ? Et comment insuffler cette force à ceux qui ne la possédaient pas ? Comment donner à chaque événement l'éclairage qui, loin de nous abattre, nous permettra de rebondir ?

L'être humain est le seul être vivant à pouvoir modifier les règles dans lesquelles il évolue. C'est cela, être libre : choisir sa réalité, celle dans laquelle on décide d'évoluer, dans laquelle on peut se sentir bien, être utile et progresser.

L'être humain est multiple. Il peut choisir de ne pas être à la hauteur, il peut aussi décider de l'être. Il peut choisir d'être le jouet des événements, d'être victime, comme il peut courageusement décider de changer sa perception de ceux-ci.

Bien sûr, dans la vie, tout n'est pas dans nos mains. Mais on peut toujours tenter d'employer au mieux les cartes dont on dispose.

Tous ceux qui viennent me voir, en cancérologie comme en hypnose, ont décidé de se battre. Ils sont tous passionnants, sensibles, écorchés. Moi, je suis spécialiste d'une maladie. Eux sont spécialistes d'eux-mêmes.

Ensemble, on chemine, ensemble on cherche la meilleure solution, ensemble on reforme d'autres rives, on crée de nouvelles voies, ensemble on se bat.

Tous les récits qui suivent sont rigoureusement vrais. J'ai simplement, pour des raisons évidentes de confidentialité, modifié les noms, les dates, les lieux, etc.

Les patients décrits ici m'ont particulièrement frappée. Mais chacun – chaque homme, chaque femme – m'a marquée. Ces vies, ces histoires partagées m'ont changée, m'ont permis d'évoluer.

Certains de ces récits datent de trente ans, d'autres de quelques mois. Dans ma mémoire, ils datent tous d'hier. Car, si les traitements ont radicalement évolué, le choc de la rencontre, l'émotion partagée, eux, n'ont pas changé.

RENCONTRES

« On se dispute, on se réconcilie.
Doucement, il se réconcilie aussi avec la vie…
Nous avons fait, tous les deux, une Rencontre.
Je me sens bien… »

PÈRES ET FILS

Aujourd'hui, j'ai reçu des fleurs.

Cela m'arrive souvent, et me procure toujours un très grand plaisir. Surtout quand elles me sont offertes, comme aujourd'hui, par un proche de quelqu'un qui vient de mourir.

Cela me touche profondément. C'est ce qui me permet, depuis tant d'années, de continuer.

Non, ce que je fais n'est pas inutile. Non, la mort n'est pas nécessairement un échec. Oui, j'ai tiré le meilleur parti d'une situation où, quoi qu'on fasse, la solution était mauvaise.

Et les proches, malgré leur douleur, prennent le temps de penser à moi. De réaliser que cela peut être difficile pour moi. De m'écrire pour me remercier. Pour m'encourager.

J'ai ainsi reçu hier une lettre écrite par la maman d'un jeune patient, décédé à 32 ans d'un cancer du poumon. Elle écrit :

« Merci ! D'avoir si bien accompagné Joël comme vous l'avez fait. Vous nous avez donné la force et le courage pour nous battre jusqu'au bout sans jamais abandonner l'espoir.

La mort est parfois plus forte, mais Joël est parti dans toute sa dignité grâce à vous.

Cela fait déjà neuf mois et nous y pensons chaque jour... Chaque pensée est associée à vous, à votre sourire et à vos paroles réconfortantes.

Alors oui... merci d'avoir été là ! »

Merci à vous du fond du cœur d'avoir pris le temps de m'écrire cela !

Bien sûr, la mort n'est pas un échec. Si je ne le savais pas, il y a longtemps que j'aurais abandonné ce métier, que je me serais tournée vers des distractions faciles pour m'étourdir. Mais que vous, qui venez de perdre votre enfant, soyez capable de m'écrire cela !...

Je garde votre carte comme un cadeau très précieux. D'ailleurs, je garde toutes les cartes, comme un trésor, au fond de mon armoire.

❖

Le jeune homme qui vient m'offrir des fleurs aujourd'hui est dans une situation un peu différente. Ce n'est pas moi qui ai soigné son compagnon, qui vient de mourir dans un autre hôpital.

Ce compagnon, jeune homme d'environ 25 ans, a été hospitalisé chez nous il y a quelques mois pour mettre au point une masse du petit bassin, qui s'est rapidement révélée être un sarcome, un cancer des tissus mous, déjà très évolué, inopérable.

Je l'avais pris en charge pour sa mise au point et en principe son traitement de chimiothérapie, mais les examens sanguins ont révélé que ce jeune homme était par ailleurs séropositif, ce qu'il ignorait.

Il me semblait que le taux de T4 bas de ce patient nécessitait peut-être un traitement, d'autant plus que la chimiothérapie allait encore faire chuter son immunité déjà compromise.

Je ne suis pas spécialiste du SIDA.

Après avoir annoncé à ce jeune homme et son compagnon, d'une part son cancer et d'autre part sa séropositivité, je lui ai proposé un transfert en milieu universitaire.

Il a fort insisté pour ne pas changer d'hôpital. Il s'était habitué à nous, se sentait chez lui dans cette petite structure humaine, et s'était attaché à moi.

J'ai insisté, et le transfert a eu lieu.

Je l'ai regretté. Après sa première cure de chimiothérapie, ce jeune homme a rapidement développé une infection pulmonaire dont il n'est pas sorti. Avec le recul, il n'a pas été mieux traité là-bas, et peut-être, à défaut d'être guéri, aurait-il été plus heureux ici.

Il se plaignait en effet, et son compagnon encore plus, du manque de communication.

Il ne comprenait pas bien ce qui se passait, et ainsi son compagnon avait pris l'habitude de me téléphoner, ou de passer me voir, pour que je leur explique.

Je m'étais donc attachée à eux, et avais petit à petit mieux compris les difficultés qu'ils traversaient.

Ils étaient totalement sans soutien familial. Le jeune patient était russe. Sa famille ayant très mal supporté son homosexualité, il avait préféré couper les ponts avec elle et s'expatrier.

Son compagnon, issu d'une famille catholique aisée, n'aurait jamais osé présenter son ami à ses parents. Son homosexualité n'avait pas été abordée clairement, les quelques tentatives s'étant soldées par des remarques du genre « dans notre famille, ça n'existe pas ». Il avait donc finalement cessé tout contact avec elle. Tout au plus la voyait-il une fois par an, à Noël, sans jamais rien confier de lui-même, depuis des années.

Or, très ému, il me raconte l'histoire suivante :

Lors de l'enterrement, l'église était comble. Toute la communauté homosexuelle, souvent très soudée, avait tenu à être là, à l'accompagner, le soutenir, le porter. Il y avait là leurs amis, ceux de toujours, mais aussi les copains, les connaissances, les voisins... Tout le monde... mais aucune famille, et pour cause.

Il était donc là debout au premier rang, seul à côté du cercueil, tous les autres derrière. Et voilà qu'il entend des pas dans l'église. Quelqu'un s'approche de sa rangée, se met debout à côté de lui, met sa main sur la sienne. C'était son père.

« Docteur», m'a dit ce jeune homme, « ce jour était à la fois le plus dur, et le plus beau de ma vie. »

J'ai été bouleversée par ce témoignage.

Les pères réalisent-ils toujours à quel point, à travers les malentendus, les bagarres, les différences d'opinions, leurs fils ont besoin d'eux ?

LA VIE, CE CADEAU

Ce matin, j'ai le temps. Peu de patients hospitalisés, le tour de salle est déjà fini.

Je suis passée à la cafétéria prendre un jus de fruits, et je trie les feuilles de chimiothérapie, ce que je n'avais plus fait depuis 2009.

Le classeur déborde.

Ces feuilles ne sont pas encore informatisées, c'est aberrant, sans doute, mais cela me permet ainsi de feuilleter des centaines de prescriptions, de revoir en un instant tous ces patients et de me rendre mieux compte à quel point ils sont restés dans ma mémoire.

Des gens que je pensais avoir oubliés… Il suffit que je retrouve leur fiche pour me souvenir d'une foule de détails qui n'ont souvent rien à voir avec leur maladie : leur sourire, leur timbre de voix, leur odeur.

Moments partagés, craintes dites ou suggérées, paroles sans beaucoup d'importance, mais destinées à se poser, à montrer qu'on n'est pas un numéro, qu'on reste un homme, une femme, avant d'être un malade.

Courant qui passe dans des mots banals, confiance qui s'installe à travers une conversation en apparence anodine, échange sous l'échange, estime réciproque, lien immédiat, intensité du rapport sous les paroles de tous les jours.

Je retrouve tout cela intact sous mes formules de chimio : traitement reporté d'une semaine, demi-dose, changement de produit… Derrière tout cela se dessinent une vie, une fatigue trop importante, des vacances, une naissance, un Noël passé en famille, le dernier peut-être, sans doute, alors bien sûr on postpose le traitement, voiture en panne, fils prodigue qui a promis d'être là demain, alors vous comprenez, docteur, je veux être bien demain, faire bonne figure, ce n'est pas trop grave si on retarde le traitement d'une semaine ?

Leçon d'humilité aussi que de feuilleter ce classeur, de me souvenir : combien de patients auraient dû s'en sortir au vu de leurs facteurs de risque, et sont morts, et combien, de mauvais pronostic au départ, sont toujours en vie ?

Nous ne connaissons que très peu de choses de l'évolution spontanée d'un cancer. Nous nous trompons souvent dans nos pronostics.

C'est pourquoi, dans le grand public, chacun y va de sa petite explication, de ses conseils et de ses recettes. Ne mangez que des brocolis, pensez positivement, réconciliez-vous avec votre sœur, méditez, laissez tomber ce mari qui vous stresse...

Pourquoi pas, si l'on se sent mieux ?

Mais le cancer ne se limite pas à quelques remèdes de bonnes femmes. Il faut avoir le courage de reconnaître qu'on ne maîtrise pas tout, et surtout pas la mort. C'est dur, c'est très dur, mais c'est le seul constat réaliste.

Alors, surtout, surtout, profitons de ce cadeau merveilleux et éphémère qu'est la vie.

La vie, c'est un jeu, c'est un film.

C'est une pièce de théâtre, dont Sénèque disait déjà : peu importe qu'elle soit longue ou courte, l'important est qu'elle soit bien jouée.

Car, après tout, ne vaut-il pas mieux s'amuser trente ans que s'ennuyer quatre-vingts ?

S'amuser... Se lancer des défis, prendre des risques, oser, se tromper, retomber sur ses pattes... Vivre, vraiment vivre.

DEUX PLUMES, C'EST UN BEAU BOUQUET

Je me promène en forêt avec Basile, 4 ans. Au cours de notre promenade, il a trouvé et ramassé deux belles plumes. Il les tient précieusement dans sa main : c'est un cadeau pour Maman, un beau bouquet de plumes.

Soudainement inquiet, il regarde ses plumes et me demande : « Dis, grand-maman, deux plumes, c'est déjà un vrai bouquet ? »

Et brusquement me revient un souvenir. On est en 1992, vingt ans plus tôt. On attend pour une biopsie une jeune femme aux antécédents récents de cancer du sein. On vient de trouver un nouveau nodule, qu'on va enlever en salle d'op' et analyser.

Elle est bien sûr très inquiète et a transmis, c'est compréhensible, son anxiété à son mari et à son fils.

Elle vient accompagnée de ceux-ci.

Son fils est un petit bonhomme de 4 ans, anxieux, accroché à elle.

Lui-même a eu un parcours difficile : né en Roumanie, il a été abandonné à la naissance et placé dans un de ces orphelinats où les enfants sont laissés dans leur lit sans aucune stimulation, et proposés à l'adoption contre rémunération à des couples venus de l'étranger, de nos régions d'Europe occidentale principalement, où les enfants adoptables sont rares, et les critères pour les candidats à l'adoption, stricts.

Ce couple-ci a été refusé chez nous comme candidat à l'adoption, étant donné le cancer récent de la jeune femme, et le risque élevé de rechute. Ils sont donc allés, l'an passé, chercher ce petit garçon, 3 ans à l'époque, qu'ils ont rebaptisé Marc.

Cet enfant est vif, intelligent, curieux. Il est aussi, on le comprend, extrêmement turbulent, difficile, accroché à sa mère.

On imagine aisément son angoisse d'abandon.

Aujourd'hui, il refuse de quitter sa mère, donne des coups de pied à son père qui essaie de le prendre de force.

La jeune femme elle-même commence à pleurer, et comme on vient la chercher pour entrer en salle d'op', elle refuse de suivre la secrétaire.

Pendant ce temps, bien sûr, les patients s'accumulent dans la salle d'attente. C'est un jour de consultation particulièrement chargé.

Comble de malchance, arrive justement aujourd'hui un de ces patients comme il n'en existe heureusement que rarement, de nature grincheuse, revendicatrice… et malpoli.

Il commence à s'agiter dans la salle d'attente, à se plaindre de mon retard, à agresser la secrétaire.

La tension monte.

Par bonheur, notre infirmière en chef, femme à poigne, qui a fait l'Afrique et en a vu d'autres, prend les choses en main.

D'autorité, elle prend Marc hurlant et le met dans mes bras. Il s'arrête de pleurer. En effet, il me connaît bien, il entend souvent ses parents parler de moi avec crainte. Il est impressionné. Il se calme.

J'en profite pour admirer la plume qu'il tient à la main, une très belle plume grise de pigeon qu'il a trouvée par terre un peu avant d'entrer dans l'hôpital.

Notre infirmière-chef propose alors (fermement !) à Marc et à moi-même d'aller chercher d'autres plumes dehors, de manière à offrir un bouquet de plumes à sa maman quand elle sortira de salle d'op'.

Elle pousse le mari d'une main vers la salle d'attente, en lui promettant un bon café et une revue ; de l'autre main, elle pousse la jeune femme vers la secrétaire, qui l'emmène en souriant.

Ensuite, elle m'assure qu'elle se charge d'expliquer mon retard aux patients et de calmer les fortes têtes.

Effectivement, le silence se fait dans la salle d'attente, on sent positivement le grincheux se faire tout petit sur son siège…

Je prends donc Marc par la main, et nous descendons dans le petit parc près du parking, à la recherche d'autres plumes.

Il fait beau, doux, Marc me fait confiance et commence à se détendre. Il lâche ma main, court à gauche, à droite, il sourit… Brusquement, tout paraît tellement simple, tellement essentiel…

Miracle ! Marc a trouvé une plume. Une très belle plume, longue, noire, qui ira objectivement fort bien avec la plume grise de pigeon.

Mais pas par terre, non, ce serait trop simple. Dans un arbre. Pas très haut, mais quand même. Heureusement, cet arbre semble solide, et il a des branches basses. Qu'auriez-vous fait à ma place ? Il y a des plumes qu'on ne peut se permettre de laisser passer…

J'enlève ma blouse blanche, que je confie à Marc. Je remercie le ciel d'être en pantalon (blanc, mais rien n'est parfait) plutôt qu'en mini-jupe. Je commence à grimper. Marc suit ma progression avec anxiété, me guidant avec précision, car collée aux branches, je ne vois pas la plume.

Et voilà, elle est là ! Je la brandis avec une fierté légitime. Marc applaudit.

C'est le moment que choisit un de mes patients pour garer sa voiture, juste à côté.

Je fais semblant de rien, je prie le ciel pour qu'il ne me voie pas, mais il sort de sa voiture et observe ma descente avec beaucoup d'intérêt.

« Bonjour, docteur », me dit-il, apparemment pas du tout étonné, « permettez que je vous aide. »

Il prend la plume, la donne à Marc, me tend la main pour m'aider à sauter à terre.

Je le remercie, et lui demande de m'excuser : j'aurai sans doute un peu de retard à la consultation.

– Oui, je l'avais compris, répond-il.

– Mais quelle belle plume ! ajoute-t-il tout sérieux, à l'attention de Marc.

– Oui, c'est pour Maman, répond Marc, c'est pour faire un bouquet de plumes.

Brusquement inquiet, Marc se tourne vers moi :

– Dis, docteur, est-ce que deux plumes, c'est déjà un vrai bouquet ?

C'est mon patient qui répond, sérieusement et du haut de son expérience :

– Oui, pour les bouquets de plumes, les plus beaux, ce qui se fait le plus, c'est avec deux plumes.

Marc est content. Il prend ma main pour retourner attendre sa maman.

– À tout à l'heure, docteur, me dit le patient en souriant, et je le vois se diriger avec philosophie vers le kiosque à journaux.

Alors, oui, Basile : deux plumes, c'est un beau, un vrai bouquet.

Comme c'est simple, la vie, quand on sait poser les vraies questions !

CIEL ET NUAGES

Ce soir, il fait beau. J'ai quitté l'hôpital vers 19 heures et j'ai roulé vers le terrain d'aviation où Luc donne cours, et où notre ULM, notre avion deux places, est basé.

À l'arrivée, l'avion m'attend sagement dehors, prêt à décoller.

Luc, comme toujours attentif à l'autre, a profité d'un moment entre deux élèves pour le sortir, vérifier l'huile, l'essence. Grâce à lui, je n'ai plus qu'à garer ma voiture et changer de véhicule.

Je m'installe dans l'avion, mets en route le moteur, le laisse chauffer quelques minutes.

Je l'aligne ensuite sur la piste et lance le moteur à fond. L'appareil se met à rouler, à prendre de la vitesse. Petit à petit, la vitesse de décollage est atteinte et le miracle a lieu. Une légère traction du manche et l'avion, docilement, répond. Il quitte la terre. Après un palier près du sol, le temps que sa vitesse augmente, il est prêt. Je tire le manche vers moi et brutalement il s'élève, d'autant plus vite que je suis légère et qu'il est peu chargé.

Alors commence le plaisir de voler, sans effort, naturellement, dans cet air du soir, calme, sans turbulence.

Tellement calme que, pour virer, il suffit que je m'incline du côté désiré pour que, insensiblement, puis de plus en plus fort, l'engin s'incline de ce côté à son tour et amorce son virage.

J'oublie tout. Je suis simplement bien, vraiment bien. Je dirige l'avion vers des montgolfières qui viennent de décoller. Je tourne autour d'elles et les accompagne un moment.

Puis, je les quitte. Elles sont décidément trop statiques. Brusquement me vient l'envie de survoler ma maison. Je me dirige vers elle, l'admire de loin, la reconnaissant entre toutes. Ce n'est pas la plus grosse, ce n'est sans doute pas la plus belle. Mais c'est la mienne. Je l'ai choisie, à deux reprises. Je l'ai achetée deux fois, une première fois en 1987, puis en 2009, après mon divorce, quand j'ai décidé de la reprendre seule.

Je la survole. Et soudainement je me sens bien. J'ai tout oublié de ma journée. Je suis simplement là, totalement dans l'instant présent.

Je remarque quelques nuages, un peu plus loin. Ils ont l'air parfaitement soudés, infranchissables. Un avion non équipé d'horizon artificiel ne peut pénétrer dans un nuage, car le pilote n'y a plus de repères et perd le contrôle de son appareil en quelques minutes.

Mais j'ai appris à ne pas renoncer d'emblée : ces nuages, masse compacte et infranchissable de loin, cachent sans doute des trous bleus, des passages. Si je m'en approche, ils me laisseront certainement passer, jouer avec eux. Et c'est le cas ! Je slalome sans aucune difficulté entre eux, je les frôle, je monte au-dessus d'eux, je redescends…

Un poème de Charles Baudelaire me revient en tête :

> – Eh ! Qu'aimes-tu donc, extraordinaire étranger ?
> – J'aime les nuages… les nuages qui passent…
> là-bas… là-bas… les merveilleux nuages !

Peu avant le coucher du soleil, je retourne au terrain et me pose. Luc est là, avec quelques élèves, quelques amis. Il m'aide à rentrer l'avion dans le hangar. On se retrouve au bar, où m'attend déjà mon petit verre de blanc. Je suis bien.

Beaucoup rêvent de voyages lointains, de montagnes, de déserts traversés à l'aide de ce véhicule fabuleux, pas cher, mais exigeant, en temps, en énergie, en connaissances.

Moi aussi.

Mais je sais – j'ai dû l'accepter – que mon métier ne me permet pas l'investissement suffisant pour faire autre chose que survoler ainsi, le soir, quand j'en ai la possibilité, la campagne avoisinante.

C'est comme cela. J'ai la chance, si je veux voyager, de pouvoir recourir à Luc qui est capable de m'emmener beaucoup plus loin, et qui a le temps, les capacités, l'expérience que je n'aurai jamais.

Parfois, je rêve. Je me dis qu'avec un autre métier, moins prenant, moins fatigant ou plus rémunérateur, je pourrais, moi aussi, progresser en aviation.

Mais c'est un leurre. Ma priorité, ma vie, c'est mon métier. Je ne peux rien faire d'autre. Il ne me reste plus qu'à l'accepter.

Et je garde, gravée en moi, une chose fondamentale : les nuages sont rarement aussi infranchissables qu'on le pense.

HÔPITAL UNIVERSITAIRE

À l'époque, j'étais jeune médecin, en stage dans un hôpital universitaire.

Je n'ai jamais aimé le milieu universitaire.

L'obligation pour celui qui veut « faire carrière » de publier un maximum d'articles, d'être plus brillant que son voisin, d'évincer, parfois par tous les moyens, d'autres jeunes médecins en formation éloignait la plupart d'entre nous de ce qui me semble la raison d'être de notre métier, à savoir le souci du patient ou, à tout le moins, de sa maladie.

Je n'ai jamais compris ce besoin qu'ont certains de « réussir », réussir ne voulant pas dire ici réussir sa vie, mais gagner plus d'argent, être plus « connu », avoir plus de « pouvoir » (sur qui, sur quoi ?) que les autres.

Je pensais naïvement le milieu médical dépourvu de ce type d'ambition.

Le milieu universitaire était en réalité particulièrement dur, ne permettant guère à ses membres d'être à l'écoute de l'autre, patient ou collègue. À l'impératif de la publication – publier plus, plus vite, même des articles incomplets, pas tout à fait étayés – s'ajoutaient de multiples réunions, dont certaines faisaient double ou triple emploi et nous obligeaient nous, jeunes médecins tenant les salles, à être présents tôt le matin, pour écouter nos supérieurs étaler leur savoir et leur pouvoir, et finalement ne pouvoir commencer notre tour de salle et le véritable travail que tard dans l'après-midi.

Je sais bien que beaucoup de gens vivent les mêmes contraintes ou vexations sur leur lieu de travail. Mais n'est-ce pas particulièrement choquant en milieu médical ?

Ce jour-là, je faisais le tour de salle avec l'adjoint. J'examinais une très vieille dame, grabataire. Celle-ci avait été hospitalisée pour pneumonie, mais la situation avait évolué défavorablement, et cette dame était mourante.

L'adjoint avait demandé qu'on la transporte à la radio pour effectuer une radio du thorax. Même s'il n'avait pas dit la raison de sa demande, je la connaissais : il avait, dans le cadre d'une étude, testé un antibiotique particulier. Et, pour que le cas de cette dame puisse être valable dans l'étude, il fallait une radio de contrôle du thorax après trois jours de traitement. Peu importait qu'elle soit mourante. La publication ordonnait une radio. Je sais que les études et les publications sont nécessaires. Mais il faut rester humain.

Quand la dame a été installée dans la chaise roulante, elle suppliait l'adjoint de la laisser tranquille. Elle m'a regardée, je lui ai rendu son regard désolé, mais n'ai pas bougé.

Ceci s'est passé il y a trente ans. Je m'en souviens comme si c'était hier. Je ne me le suis jamais pardonné.

QUI SUIS-JE, DERRIÈRE MON IMAGE ?

J'ai mangé avec Olivier ce midi.

Olivier dont j'ai soigné le frère, voici quelques années, d'un cancer de la prostate, dont il a fini par mourir. Olivier était très proche de son frère, et, au fil des ans, j'ai appris à le connaître.

La première fois que je l'ai vu, j'ai eu un choc. Physiquement, il ressemblait terriblement à son frère, c'était son frère, mais son frère plus jeune, en bonne santé. C'était une espèce de victoire de la vie sur la maladie.

Par la suite, j'ai appris que lui aussi avait ressenti un choc lorsqu'il m'avait vue pour la première fois. Son frère lui avait tellement parlé de moi, avec espoir, crainte, peur, qu'il m'imaginait sous les traits d'une femme âgée, autoritaire.

Il était surpris, déboussolé de me voir.

Depuis la mort de son frère, nous nous voyons de temps en temps, nous avons besoin de nous voir. Comme si chacun de nous apportait quelque chose d'essentiel à l'autre.

Quand je le vois, artiste connu, plein de projets loufoques et grandioses, il me semble qu'il représente la victoire de la vie sur la mort, mais aussi sur la médiocrité, la petitesse, la routine, et, bien au-delà, la victoire sur l'autre mort, la vraie, celle qui faisait dire à Sénèque : « Il est mort à 80 ans ? Tout dépend de quand tu dates sa mort… »

Que puis-je, moi, représenter à ses yeux ?

Aujourd'hui, il me dit : « Tu étais à la fois l'incarnation de la mort sous les traits d'une femme très belle, avec toute la fascination, la peur, le rejet que cela pouvait représenter, et en même temps celle qui aidait mon frère à mourir bien, qui l'a soulagé, a arrêté sa souffrance, et surtout l'a aidé à rester un homme jusqu'au bout. »

Ainsi, j'ai souvent l'impression d'incarner quelque chose qui me dépasse, qui est de l'ordre de l'essence, aux yeux des patients bien sûr, mais aussi des amis, de la famille.

Mais qui suis-je, moi, dans tout cela ?

Qui va me connaître, m'écouter comme je suis, dans ma fragilité, mes doutes, mes erreurs ?

PROMETTRE LA LUNE ?

En février 2008, j'ai été amenée à être aux côtés de David Servan-Schreiber lors d'une de ses conférences. J'étais là comme cancérologue, pour ajouter un crédit scientifique à ses paroles, mais surtout, je n'étais pas dupe, pour jouer le « mauvais rôle » du rabat-joie face à ce personnage charismatique qui enseignait qu'en suivant certaines règles il était possible d'aider à guérir du cancer.

Ce message représentait un immense espoir pour les patients présents dans la salle. Et pourquoi pas ? Il résumait bien les dernières connaissances en la matière. De plus, les conseils donnés étaient des conseils de bon sens, qui permettaient à tout un chacun de se sentir mieux.

Mais cela tombait mal pour moi. J'étais alors psychologiquement fragile, je devais être le lendemain au tribunal, où mon divorce allait être prononcé.

De plus, j'avais eu une conversation un peu étrange avec mon nouveau compagnon, juste avant de me rendre à la conférence. Il semblait sous-entendre, sans qu'il l'ait dit clairement, qu'il ne pensait pas construire quelque chose avec moi.

Mais le temps pressait. J'avais promis d'être là. J'y étais.

Il m'a semblé avoir été lors de cette conférence le plus neutre possible, expliquant l'état de la science, face à cet homme charismatique qui était beaucoup moins retenu dans son discours que ce que mon rôle m'imposait.

En quittant la salle, je me suis fait accoster par une femme que je ne connaissais pas. Sa maman venait de mourir d'un cancer et elle reprochait aux cancérologues, à tous les cancérologues, leur inhumanité et leur incompétence ; moi-même, disait-elle, m'étais montrée particulièrement dure en détruisant les rêves apportés par le conférencier tellement plus humain.

Ses mots m'ont fait mal. Vraiment très mal. Il m'était en outre impossible de répondre au moment même, étant donné l'état d'agressivité et de détresse de cette dame. Je lui ai conseillé d'aller voir le cancérologue de sa maman, de ne pas rester avec en elle ces reproches.

Sans doute, en temps normal, une telle interpellation m'aurait moins touchée, mais j'étais fragile, fragilisée par mon histoire personnelle, et ses remarques m'ont fait mal longtemps.

Non, un cancérologue n'est pas là pour dire ce que l'on désire entendre. Il y a pour cela la famille, les amis, les personnages charismatiques de tous bords et de toutes confessions.

Un cancérologue est avant tout un spécialiste, un technicien. C'est pour exercer ce rôle, cette fonction que nous sommes formés, payés, et que l'on vient nous voir.

Il serait plus facile pour nous de promettre la guérison par quelque tour de passe-passe lucratif.

Nous sommes là pour expliquer les options, les bénéfices et les risques potentiels de chacune d'elles. Non pour promettre la lune, mais pour, honnêtement, faire le mieux possible dans une situation complexe et difficile.

Nous ne sommes pas là pour plaire ou pour être sympathiques. Tant mieux si nous le sommes en plus. Mais ce n'est pas notre rôle !

NOUS SOMMES TOUS MORTELS

Dimanche soir superbe, le premier de l'année. Nous sommes sur la terrasse, apéritif en main.

Mon fils et son ami sont venus nous rejoindre. Nous discutons à quatre en regardant le soleil se coucher et en écoutant l'époustouflant concert du merle dominant du jardin, qui proclame avec force modulations et vocalises les limites de son territoire et sa force virile, face à des concurrents écrasés d'avance et à quelques merlettes faussement indifférentes.

L'ami de mon fils est jeune médecin, urgentiste. Nous nous affrontons amicalement, nous parlons de l'éternel malentendu, de l'éternel malaise entre les urgentistes et les cancérologues.

Les urgentistes nous reprochent deux choses. D'abord, que nos patients ne connaissent pas « leur état » (« mais quel état ? », lui dis-je). La preuve, c'est que quand ils viennent aux urgences, ils ne semblent pas « être au courant » (« mais de quoi ? », lui redis-je).

En effet, de quoi devraient-ils être au courant ? Du fait qu'ils sont mortels ? Ne le sommes-nous pas tous ? Du fait qu'ils sont en sursis ? Ne le sommes-nous pas tous ?

Sans doute, quand on a un cancer généralisé, on est « condamné ». Mais condamné à quoi ? À mourir ? Nous le sommes tous. Non, on est surtout condamné à traîner cette étiquette avec soi, et condamné à bien le signaler, sous peine d'être suspecté de déni, ou de mauvaise information de la part du cancérologue.

Les urgentistes, je les comprends, nous reprochent aussi de ne pas signaler clairement dans le dossier, à l'avance, jusqu'où il faut réanimer le patient s'il se présente aux urgences. Mais c'est tellement variable, pour un même avancement de la maladie, d'un patient à l'autre et d'un moment à l'autre ! Si untel a un projet important à mener à bien, il peut désirer être réanimé à tout prix, alors que tel autre, avec une maladie moins étendue et moins invalidante, ne supportera pas une dégradation physique supplémentaire pour un gain hypothétique de quelques mois. Les deux attitudes se comprennent parfaitement.

L'un a encore une exposition à faire, l'autre des papiers à signer. L'un ne se sent pas prêt, l'autre ne désire pas peser sur sa famille. L'un attend son fils qui rentre du Maroc dans quelques jours. L'autre vit seul et n'attend plus rien de la vie.

Et même si le patient est au clair avec ses souhaits de fin de vie, que ce soit son désir de vivre le plus longtemps possible, ou celui, au contraire, de refuser l'acharnement thérapeutique, il peut, au moment du problème, changer d'avis, ou désirer en parler avec le médecin qu'il connaît.

C'est pourquoi, de toute manière, il me paraît logique, si quelque chose de soudain se manifeste, d'en parler avec le cancérologue responsable, même si une indication « claire » se trouve dans le dossier.

C'est aussi pourquoi il me paraît important d'être joignable, même la nuit s'il le faut. La plupart de mes patients ont mon numéro de GSM. Ils ne l'ont jamais employé pour rien. Au contraire, ils ont toujours été, à de rares exceptions près, extrêmement respectueux de mon sommeil, de mes vacances, de mes soirées.

Alors que nous discutons de tout cela, voilà que sonne mon GSM. Le service d'urgences de l'hôpital me signale que Monsieur C est arrivé avec une hémorragie digestive. Il a des plaquettes basses et a besoin d'une transfusion, mais il demande qu'on m'appelle pour avoir mon accord avant de l'accepter. On me demande aussi si on peut laisser Monsieur C rentrer ensuite à la maison, comme il le souhaite, sans surveillance. Cela me prend quelques minutes, pas plus, pour le rassurer et répondre par l'affirmative à la demande de retour à domicile : je le verrai demain en consultation, il peut dormir chez lui.

L'ami de mon fils me dit, en souriant : « Quand je suis de garde, et que j'appelle le cancérologue, le dimanche, je l'imagine toujours en train de répondre d'une terrasse, au soleil, verre en main, parfaitement détendu et sûr de lui, pendant que je trime avec un patient qui ne tient aucun compte de ce que je dis. Je pensais, ajoute-t-il en souriant à nouveau, que c'était un fantasme. Mais non, c'est exactement ça ! »

Nous rions tous les deux.

C'est vrai. Cela peut paraître facile, mais cela nécessite quand même d'être disponible, ne fût-ce que cinq minutes, en permanence !

Qu'on se le dise : un cancéreux ne se définit pas par son cancer. Pour lui, pour moi, c'est un état parfaitement normal. Ce n'est donc pas par méconnaissance ou par déni qu'il n'en parle pas ; c'est parce que, à ses yeux comme aux miens, cela n'a aucun intérêt.

Un casse-pieds, même cancéreux, est un casse-pieds. Un homme attachant, cancéreux ou non, c'est un homme attachant !

UNE VICTIME

Madame R a un cancer. C'est la grande affaire de sa vie. Elle ne laisse à personne la possibilité d'ignorer à quel point elle souffre. Moi, quand je la vois, je ne peux m'empêcher de penser que c'est surtout sa fille qui souffre.

Le cancer dont est atteinte Madame R est inguérissable. Mais elle n'est pas non plus près d'en mourir. Elle doit prendre une pilule par jour et faire des contrôles réguliers.

Ce traitement ne devrait pas l'empêcher de sortir, voir des amis, travailler et tenir sa maison en ordre. Ce traitement n'empêche pas non plus de voyager, de rire, en un mot, de vivre.

Madame R est une victime. Par son comportement, ses soupirs, son ton de voix, elle le fait clairement comprendre.

Lorsqu'elle vient à la consultation, toujours accompagnée de sa fille, elle me demande chaque fois de bien rappeler à celle-ci qu'elle est atteinte d'un mal incurable. Ainsi, cela fait dix ans qu'elle est atteinte d'un mal incurable.

Au début de sa maladie, sa fille avait 25 ans. Elle vivait chez ses parents, sa mère menaçant de se suicider si elle partait. Cette jeune fille était en thérapie et tentait désespérément de se libérer de l'emprise étouffante de sa mère.

Le père, à l'époque, vivait avec elles. Il accompagnait sa femme à la consultation. Je me souviens d'un homme très effacé, parlant peu.

Depuis lors, il a eu le courage de s'enfuir. Il est parti un jour sans prévenir et n'a repris contact, par téléphone, que quelques mois plus tard, promettant de revenir lorsque sa femme serait au plus mal, pour l'assister dans ses derniers moments. En attendant, il vit tranquille, a deux enfants avec une autre femme, et semble enfin profiter de la vie.

La fille de Madame R n'a pas eu ce cran. Elle est restée avec sa mère pour l'aider dans sa maladie. Elle a eu l'occasion de partir travailler à l'étranger, mais impossible de laisser sa mère mourante. Elle a eu l'occasion de sortir le soir, de se faire des amis, de fonder une famille, mais impossible de laisser sa mère seule.

Un jour où je tentais de convaincre cette jeune femme d'accepter une invitation de quelques jours à l'étranger, elle s'est tournée vers sa mère, qui lui a dit : « Mais bien sûr, ma chérie, tu as parfaitement le droit de partir t'amuser et de me laisser seule... »

Il faut être très fort pour partir dans ces conditions. Laisseriez-vous votre mère mourante seule ?

Le problème est que, chez Madame R, être mourante est un état stable et en quelque sorte confortable. Cet état lui confère un statut et des droits, celui notamment d'empêcher sa fille de vivre, mais aussi celui d'être prise en charge, celui de ne rien faire de sa vie.

Madame R n'a pas d'amis, pas de projets, pas de buts. Elle n'en avait pas plus d'ailleurs avant sa maladie.

Il y a dix ans, j'étais plus jeune, plus naïve, j'ai essayé de la traiter, pour son cancer, bien sûr, mais surtout pour son incapacité à profiter de la vie : antidépresseurs, psychologues, paroles réconfortantes...

J'ai fini par comprendre que Madame R ne désirait pas du tout changer, et encore moins guérir. Ce cancer était la chance qui lui permettait de s'installer définitivement dans cet état somme toute facile de victime revendicatrice.

Impossible dorénavant de lui échapper. Telle une araignée, elle emprisonne dans sa toile sa fille, et tout qui a la mauvaise idée de s'approcher d'elle.

Les progrès de la médecine permettent à Madame R, moyennant un traitement journalier et des contrôles réguliers, de vivre. Mais peut-on appeler cela vivre ?

Et pouvons-nous être fiers de ce progrès qui permet à quelqu'un de maltraiter sa fille et son entourage plus longtemps ?

Madame R a déteint sur moi. Ce soir, en rentrant à la maison, je me sens fatiguée et pas fière de moi ni du métier que je fais.

QUEL CHOUETTE MOMENT !

Aujourd'hui, consultation avec Monsieur X, jeune patient de 31 ans.

Monsieur X est porteur d'un lymphome de faible malignité, et jusqu'à présent celui-ci n'avait pas nécessité de traitement. Il venait régulièrement à ma consultation et repartait rassuré. Au fil des mois, il s'était habitué à ce que les nouvelles soient bonnes, la maladie stable.

Au début, il venait accompagné. Aujourd'hui, il est seul.

Mais aujourd'hui, les résultats ne sont pas bons. La maladie progresse. Il est temps de parler de traitement.

Tout de suite, il se cabre, refuse, parle de tout arrêter, de suicide.

Il y a vingt ans, peut-être que j'aurais cherché à le convaincre. Peut-être que je me serais fâchée, rajoutant mon angoisse à la sienne.

Aujourd'hui, je change de sujet. Il vient de terminer ses études d'ingénieur. Il est engagé dans une série de projets. Doucement, je l'interroge sur ceux-ci, sur ses passions, sur sa vie.

Il parle de plus en plus facilement, il s'ouvre, il s'emballe. Je m'emballe avec lui. Je ne suis pas d'accord avec sa façon hâtive de juger les gens. On se dispute, on se réconcilie. Doucement, il se réconcilie aussi avec la vie. Il est plein de désirs, d'enthousiasme.

Clairement, il veut vivre.

Après vingt minutes, spontanément, il me dit : « Bon, revenons à mon lymphome. Finalement, je ne suis pas nécessairement contre un traitement. Pourrais-je juste partir en vacances avant ? »

Tout seul, en se projetant dans la vie, il s'est convaincu lui-même. Beaucoup plus efficacement que si j'avais cherché à le faire, moi.

Et en plus, vraiment, j'ai passé avec lui un moment important, intense. Il me dit en partant : « Quel chouette moment ! » C'est vrai. J'ai découvert quelqu'un de passionné, d'intelligent, de vif. Je me sens plus riche, plus enthousiaste, plus heureuse. Nous avons fait, tous les deux, une rencontre. Sans avoir aucunement parlé de maladie, nous avons établi les bases d'une vraie collaboration. Je me sens bien.

VIENT-IL AU NOM DU SEIGNEUR, CELUI QUI ABRÈGE LES SOUFFRANCES ?

Journée difficile aujourd'hui, jour de l'euthanasie programmée de Madame R, cette dame de 45 ans, divorcée, qui élève seule ses enfants, son fils et sa fille de 17 et 15 ans.

C'est le bon moment pour le faire. Elle s'est battue tant que sa qualité de vie en valait la peine. Elle est au clair avec elle-même.

Je ne peux qu'admirer ce parfait contrôle d'elle-même, qui lui a fait tout prévoir, tout organiser.

Le père des enfants attend dans la salle à côté, pour reprendre ceux-ci après le décès de leur maman.

Les enfants entrent dans la pièce, je les laisse seuls avec leur mère.

Lorsqu'ils sont sortis, après avoir à nouveau demandé à Madame R si elle est bien sûre de désirer l'euthanasie, j'injecte doucement le produit qui va l'endormir, pendant que l'infirmière qui l'accompagne lui prend la main. Paradoxalement, tout est calme, paisible.

Non, elle n'est pas seule. Nous allons l'accompagner aussi loin qu'il est possible.

Brusquement, le fils fait irruption dans la chambre. Il veut accompagner sa maman jusqu'au bout, lui aussi. Il en a la force, il veut être là. Il s'agenouille et met sa tête sur la poitrine de sa mère.

En s'endormant, elle lui sourit et lui caresse les cheveux.

Lorsqu'elle est endormie, je préviens le fils que je vais injecter le produit qui va arrêter la respiration et provoquer la mort.

Ne préfère-t-il pas sortir ?

Mais non, il veut être là.

Lorsqu'elle s'arrête de respirer, il reste un moment sans bouger, puis il se redresse, et quitte la pièce sans se retourner.

Par la porte ouverte, je vois son père qui l'attend et l'emmène.

Je pense au film *Bambi*, de Walt Disney. La maman tuée par le chasseur, Bambi collé à elle, ne sachant que faire. Et le père, venant chercher son fils, en lui disant : « Ta maman ne reviendra plus, Bambi. Tu dois être fort. Viens, suis-moi. » Et Bambi se redresse et part sans se retourner.

Ainsi va la vie, ainsi devrait-elle aller.

En rentrant ce soir en voiture, je mets le CD qui se trouve en place à ce moment : la *Messe en si*, de Bach.

C'est le « Benedictus » : *Benedictus, qui venit in nomine Domini*, chante la voix.

« Béni soit celui qui vient au nom du Seigneur. » Vient-il au nom du Seigneur, celui qui donne la mort ?

Mais peut-être vient-il quand même au nom du Seigneur, celui qui abrège les souffrances ?

Comme l'angoisse est profonde !

Je coupe ce passage. Je mets l'« Agnus Dei » : *Agnus Dei, qui tollis peccata mundi, miserere nobis*, chante la voix merveilleuse.

« Agneau de Dieu, qui enlèves les péchés du monde, prends pitié de moi … »

LIBERTÉ

Aujourd'hui, c'est l'anniversaire d'un de mes fils. Et je me souviens...

Donner la vie... Émerveillement de sentir cet être bouger en soi, prendre de plus en plus de place, imaginer la vie à l'œuvre, ce miracle d'une construction vivante, parfaite, unique, portant déjà en elle, dès la première cellule, la promesse d'un homme entier, avec son potentiel de nouveau, de dépassement, de création...

Serions-nous, leur père et moi, dignes d'un tel cadeau, d'une telle responsabilité ?

Plus tard, nous avons compris que notre responsabilité n'était pas aussi importante que nous le supposions, que chaque enfant avait déjà en lui la capacité de grandir et de devenir lui-même, avec nous, nous l'espérions, mais contre nous s'il le fallait, en cela je leur faisais confiance.

Aventure merveilleuse, la plus belle, la plus riche, la plus étonnante, la plus fatigante, la plus dangereuse...

Il n'empêche : avec la naissance des enfants, nous avions perdu un droit fondamental, le premier, créateur de toute liberté : le droit de mourir.

Quand on est libre de décider du moment et de la manière de sa mort, alors on peut accepter, on peut prendre tous les risques. Alors on n'a pas peur, on peut oser.

C'est une constante que je retrouve chez mes patients. La certitude que je respecterai le moment où ils désirent en finir, où ils trouvent que se battre est trop lourd par rapport aux bénéfices, les pousse paradoxalement à aller beaucoup plus loin dans leur lutte contre la maladie : en effet, ils restent maîtres de leur destinée. Ils restent fondamentalement libres.

Avec les enfants, nous ne pouvions plus nous permettre de prendre des risques. Nous avions perdu notre liberté.

Cette liberté de prendre des risques, ce droit à la mort, est revenu lorsque les enfants ont grandi, sont devenus adultes.

Cette liberté n'a pas disparu avec la naissance des petits-enfants. Ils n'ont pas besoin de moi, en tout cas pas un besoin vital. Je peux, je l'espère, leur apporter quelque chose : une écoute, des racines... Je ne serai jamais primordiale.

Je peux prendre des risques. Je peux mourir si je veux. Je suis de nouveau libre.

PETITES HISTOIRES VRAIES

Monsieur F, à qui je demande comment il va : « Mais tout va bien, docteur, le bateau coule normalement ! »

❖

– Docteur, me dit ce patient à qui je demande de faire un examen un peu plus tôt que prévu, vous êtes épouvantable !
– C'est en effet ce que mon mari me dit tous les jours, lui dis-je.

❖

– Docteur, me dit Madame Z, cela me fait du bien de vous voir, il n'y a que chez vous qu'on ne me traite pas comme une cancéreuse ! Au moins, ici, je peux parler d'autre chose, je me sens comme tout le monde…

❖

À la fin de la consultation, Monsieur Y sort la liste des médicaments qui lui manquent, et pour lesquels il a besoin d'ordonnances : antidouleurs, Primpéran, Médrol… Je lève les yeux de mon carnet de prescriptions :
– Médrol ? Vous le prenez encore ? Nous ne l'avions pas arrêté à la dernière consultation ?
– Ah oui, docteur, mais c'est pour le chien ! Je me sentais tellement en forme avec ça, que j'en ai donné au chien, qui est vieux et fatigué, et depuis lors il est tout rajeuni !

CONGRÈS

J'écris de la terrasse du café situé sur la Stephansplatz, à Vienne. Grand soleil, j'enlève mon pull, je mets mes lunettes de soleil. En vingt ans de congrès, c'est la troisième fois que je viens à Vienne.

Les congrès, de façon générale, remplissent de multiples rôles. Ils sont d'abord l'occasion de rencontrer, en dehors du stress et de l'énervement, les collègues des hôpitaux voisins, ceux que j'ai régulièrement au téléphone, mais que je n'ai jamais la possibilité de voir, tellement chacun est débordé, noyé dans sa routine. C'est un moment unique pour échanger nos expériences, discuter de cas particuliers, renforcer des liens qui seront utiles, qui permettront plus tard de référer un patient, non comme un numéro, mais comme un ami attendu. C'est aussi une opportunité pour réaliser – et c'est important quand on doute ou quand on a accumulé les échecs – qu'il n'y avait rien d'autre à faire et que les autres n'auraient pas fait mieux. Et puis, surtout, les congrès autorisent à prendre du recul. Être enfin seule.

Le paradoxe de ce métier, c'est que, tout en me sentant souvent seule par rapport aux décisions, aux responsabilités, aux choix, je ne le suis jamais physiquement. Je suis dans une espèce de représentation permanente, obligée de donner une image de calme, de certitude, de confiance, que je suis parfois loin d'éprouver.

Alors ici, en me promenant au hasard dans cette ville, je suis à la fois seule, loin de cette nécessité de représentation, et entourée, portée par la foule. Je rêve, je flâne, sans pourtant avoir l'impression de perdre mon temps. Je récupère, je laisse les choses prendre leur place. Je prends le temps de digérer ce qui s'est passé, de penser, de réfléchir parfois, et surtout de lâcher prise.

Regarder les gens de la terrasse d'un café, sourire à l'inconnu qui me sourit en passant... admirer les élégants, les élégantes... être simplement bien.

J'ai toujours aimé l'inactivité.

L'inactivité, l'ennui, le temps libre, vraiment libre, m'ont toujours paru quelque chose de très important.

C'est là que se place la créativité, c'est dans ce « temps mort » que peuvent venir les nouvelles idées, les réflexions constructives ; c'est là que naissent les changements.

Oui, de temps en temps, il est important de se contenter d'être, simplement, et non plus de faire.

Je suis un peu mal à l'aise, je l'avoue, quand je vois certains enfants, dans certains milieux, occupés sans arrêt, courant le soir, le week-end et les vacances, entre le ski, le tennis ou le foot, la compétition de natation (où il faut être le meilleur, bien sûr) ou le théâtre, la musique...

C'est peut-être une bonne chose... à dose raisonnable.

Mais quand s'ennuient-ils, alors ? Quand sont-ils enfin livrés à eux-mêmes, inactifs, forcés de penser seuls, à ce qui les intéresse ? Quand peuvent-ils se retrouver, se rassembler, se construire ?

« L'oisiveté est la mère de tous les vices », dit la sagesse populaire. C'est sûrement vrai. On imagine en effet que ces malheureux enfants n'ont pas l'occasion de développer un vice, même petit.

Mais, quand on remonte à l'étymologie du mot, le vice, c'est ce qui est différent, ce qui n'était pas prévu, ce qui surgit sans avoir été programmé.

Alors, cela ne vaut-il pas la peine de prendre le risque ? De leur permettre, de temps en temps, de rester inactifs, de rêver devant une fenêtre en regardant tomber la pluie, ou de se promener au hasard, à pas lents, dans la campagne, en laissant le temps couler... Être dans la lune...

Les congrès sont aussi l'occasion d'assister à un spectacle amusant, celui des différents chercheurs qui s'affrontent, avec beaucoup de brio, à coup de résultats d'études, de découvertes époustouflantes.

Puissent-ils simplement ne pas oublier que ces études ont été faites à partir de gens, de malades. Puissent-ils utiliser ces données avec respect, pour faire progresser la recherche, sans y chercher une opportunité de briller à tout prix et de « faire carrière ».

Lors de ces congrès, j'ai également la possibilité d'utiliser mon anglais. Mon anglais professionnel bien sûr et aussi mon anglais courant, celui qui est nécessaire pour entrer dans un magasin et demander à essayer tel ou tel vêtement. C'est en effet lors des congrès que j'achète la majorité de mes vêtements, car c'est le seul moment où je suis libre pendant les heures d'ouverture des magasins. Ainsi, chacun de mes vêtements me rappelle une ville, un congrès, un moment de mon histoire.

Par ailleurs, il faut reconnaître que les congrès ne sont pas vraiment les lieux où l'on apprend de nouvelles choses. Ils nous amènent à refaire le point sur un sujet… et à réaliser peut-être qu'il n'y a rien de véritablement nouveau.

Et cela aussi est très important !

MARIE

Parmi les patients qui attendent, dans la salle d'attente, sur le palier, je reconnais Marie. Toujours bien habillée, élégante, avec des vêtements très classiques qu'elle coupe elle-même, ou qu'elle arrange, avec beaucoup de goût.

À plus de 80 ans, Marie est toujours mince, droite, très soucieuse de sa mise et de ce qu'il est de bon ton de faire. Elle a beaucoup d'allure, une allure physique, mais aussi morale. Comme si quelque chose la soutenait, la forçait à rester droite.

Marie a grandi dans une ferme, et a toujours beaucoup travaillé. Elle a élevé deux enfants qui ont maintenant la cinquantaine, et qui travaillent tous deux à l'étranger, l'un en Chine, l'autre au Maroc.

Marie n'est pas malade. Ce n'est pas en tant que patiente qu'elle vient me voir.

Elle m'a trouvé mauvaise mine la dernière fois qu'elle m'a vue. Elle m'a donc cuisiné de petits gâteaux qu'elle vient m'apporter. C'est sa manière à elle de me soutenir. Physiquement et moralement.

J'ai connu Marie il y a quelques années. Je soignais son mari, atteint d'un lymphome.

Le traitement chez cet homme âgé n'était pas facile à supporter, pas facile à donner, il était parfois pire que la maladie.

Et pourtant, mois après mois, dans cet équilibre difficile entre maladie et traitement, il vivait. Il a ainsi vécu quelques années, finalement pas mal du tout.

Marie l'accompagnait dans ses consultations, et je devais me battre avec elle. Elle minimisait dans ses paroles la gravité de la maladie de son mari, remettait en cause la nécessité des examens, me forçait à réfléchir à chaque instant au bien-fondé des traitements que j'instaurais, parfois sans trop y penser, par routine.

Tout était discuté, mis en doute. Et lui était là, confiant, s'en remettant entièrement à elle.

On sentait dans ce couple âgé une cohésion, une confiance réciproque, un partage des tâches depuis toujours, une habitude des difficultés partagées, qui m'émouvaient et me dérangeaient en même temps dans ma routine de consultations.

Il a fini par mourir, à plus de 85 ans, la main dans celle de sa femme, qui jusqu'au bout a discuté mes décisions et mes traitements.

Depuis lors, elle vient régulièrement me voir. Elle s'installe dans la salle d'attente, les bras chargés de cadeaux ; confitures, biscuits, plantes de son jardin, même un jour un pull tricoté pour moi...

Elle attend que j'aie quelques minutes. Je la fais entrer dans mon bureau, on s'embrasse. Elle fait, pour venir me voir, quarante minutes de bus, et deux fois un quart d'heure à pied.

Et moi, je n'ai jamais le temps de la recevoir correctement, parce que je suis en retard, parce qu'on m'attend...

Mais elle, elle veut simplement me voir quelques minutes, vérifier que je vais bien.

Je vais bien, elle le voit. Elle me donne ses petits gâteaux. Elle s'en va. Elle est contente. Moi aussi.

Je pensais qu'elle ne comprenait pas la gravité de la maladie de son mari. Je me trompais.

Je pensais qu'elle ne m'aimait pas. Je me trompais.

Avant de laisser entrer le patient suivant, je m'arrête un peu. Je pense à Marie et à la relation que j'entretiens avec elle.

Après tout ce temps écoulé, elle a encore besoin de me voir. De temps en temps. De vérifier que je vais bien. Parfois, elle prend un prétexte : sa tension, des maux de tête... et parfois pas.

Elle reste attachée à moi. Pourquoi ? Qu'est-ce que je représente pour elle de si fort, de si important ? Quel est ce lien qui nous attache ?

UN FARDEAU QUI TOMBE

Ce matin, j'ai la surprise de voir la porte de mon bureau s'ouvrir et une jeune femme rayonnante entrer, portant dans ses bras un nouveau-né magnifique.

C'est Julie, une jeune femme que j'ai soignée il y a quelques années, pour un cancer un peu particulier de l'ovaire.

Elle avait à l'époque 19 ans. Le type de cancer dont elle souffrait présentait un risque de toucher les deux ovaires, même si un seul semblait atteint, et l'attitude la plus sûre aurait donc été de lui enlever les deux ovaires, la rendant ainsi définitivement incapable d'avoir des enfants, avant d'enchaîner sur une chimiothérapie.

Dans ce cas-ci, étant donné le jeune âge de la patiente, l'option prise a été de n'enlever que l'ovaire touché, et de se contenter de faire de multiples prélèvements de l'autre, afin de s'assurer autant que faire se peut de la bénignité de celui-ci, avant d'enchaîner sur la chimiothérapie. Ceci permettait de préserver sa fertilité.

Après son opération, Julie a donc reçu une chimiothérapie fort lourde, à une époque où les traitements contre les nausées étaient moins efficaces qu'aujourd'hui.

Comme souvent les adolescents et les jeunes adultes, elle a supporté cela avec beaucoup de courage, mais surtout beaucoup de naturel, comme s'il était normal, à 19 ans, de perdre ses cheveux, d'être épuisé en permanence, hospitalisé une semaine sur trois et soumis à des examens répétés.

Un foulard noué autour de sa tête, superbe, elle arrivait souriante, embrassait les infirmières avant de s'installer pour le traitement. Une leçon pour chacun d'entre nous, de courage bien sûr, mais aussi de force tranquille, de détermination. Une leçon de vie, tout simplement. Une remise des valeurs à leur juste place.

En principe, la soumission à cette chimiothérapie ne devait pas augmenter le risque de malformation d'un éventuel enfant à naître. La littérature était formelle : après deux ans de rémission, la jeune femme pouvait être considérée comme guérie, et une grossesse autorisée.

Julie m'a donc annoncé, il y a quelques mois, qu'elle attendait un enfant.

Je l'ai naturellement félicitée, mais j'ai gardé, au fond de moi, une crainte un peu religieuse : est-ce que tout allait bien se passer ? Cette chimio n'avait-elle, vraiment, laissé aucune séquelle ?

Je savais intellectuellement la réponse, mais je gardais une inquiétude sourde, à peine perceptible, comme si c'était trop beau, comme si nous avions transgressé quelque chose en arrachant Julie à la mort, puis en lui permettant d'être enceinte, et que nous allions en être punis.

Alors, en voyant entrer cette jeune femme superbe tenant son enfant dans les bras, un bébé splendide, je sens un poids tomber de mes épaules. Ainsi, c'est donc possible ! On a gagné !

À l'importance de mon soulagement, je mesure l'ampleur de mon angoisse préalable.

Sans en avoir conscience, je portais donc ce poids depuis des mois...

Parfois, lorsque le temps est beau, que les patients vont bien, que la vie est facile et que je rentre chez moi, roulant à travers cette campagne souriante, en voiture décapotée ou à moto, je me dis que tout cela n'est pas lourd, qu'il est facile de tourner la page et d'oublier.

Et quand il fait mauvais, que les choses vont mal, je pense que c'est un leurre, que rien ne s'oublie, que tout s'accumule.

Et toujours cette question lancinante, difficile, cette question en face de laquelle je suis seule finalement, quelles que soient les précautions dont je m'entoure : dans ces situations où, si souvent, il est difficile de choisir la meilleure solution ou la moins mauvaise, ai-je bien fait ?

De quel droit imposer telle solution, tel traitement plutôt que tel autre, tel risque plutôt que tel autre ? Mais de quel droit ne pas l'imposer, et laisser le patient porter seul la responsabilité d'un choix de toute manière illusoire ?

Ai-je bien fait ?

Que pourrai-je donner comme réponse à cette question, l'ultime, la seule, à l'heure du bilan, au moment où je me retournerai une dernière fois, avant de partir. Puis-je être fière de moi ? Ai-je bien fait ?

BURN-OUT

Aujourd'hui, comme tous les jours, c'est l'enfer. Je suis seule cancérologue là où il en faudrait minimum deux.

Au fil des années, le travail a augmenté jusqu'à devenir clairement insoutenable.

Une demi-heure de consultation par patient, quand il faut annoncer une rechute, un changement de traitement, expliquer les examens prévus, répondre aux questions, écouter les poumons, le cœur, rassurer, réfléchir sans donner l'impression d'hésiter, comparer les scanners, c'est déjà très peu.

Vous ajoutez à cela les interruptions téléphoniques, toujours urgentes : de quatre à huit interruptions par consultation. Et chaque fois, reprendre ses esprits, reprendre la consultation là où on l'avait laissée...

Mais une demi-heure, quoique très insuffisante, est un temps que je n'ai jamais : car mes plages de consultation sont remplies des semaines, voire des mois à l'avance.

Tout nouveau patient, tout patient présentant un problème urgent (et en cancérologie, tout problème est potentiellement urgent) doit donc être intercalé.

Ce qui veut dire que le temps pour le patient précédent est réduit à un quart d'heure, ainsi que celui que je prends pour le nouveau patient, si je veux rester à l'heure !

Cette répartition des durées de consultation est clairement impossible. Comment peut-on en un quart d'heure rassurer, convaincre, expliquer un plan de traitement, examiner un patient affaibli qui prend cinq minutes à se déshabiller, autant à se rhabiller ; et après cela, dans le même quart d'heure, faire le travail administratif long et fastidieux, nécessaire pour prescrire la chimiothérapie, remplir les papiers d'assurance, et de façon générale, signer tous les papiers ?

Nécessairement, le retard s'accumule. Passé un certain retard, j'ai du mal à prendre le temps, à travailler correctement malgré la pression. Je m'épuise.

Certains patients me reprochent mon retard. Je les comprends volontiers. Mais comment faire autrement ?

Bon appétit, me dit gentiment un patient qui quitte ma consultation à 13 heures. Croit-il que j'ai le temps de m'arrêter pour manger à midi ? Ma consultation du matin déborde sur celle de l'après-midi.

Pour essayer d'avancer avec un minimum d'efficacité, de concentration et de respect pour le patient en face de moi, je ne réponds pas à plus de trois appels téléphoniques par consultation. Trois ! C'est énorme ! Mais ce n'est même pas la moitié des appels. On me dit donc, à juste titre : « Tu es intouchable ! »

Non seulement tout plaisir de travailler a disparu, mais j'ai peur de saturer, peur de commettre des erreurs.

Le gynécologue me téléphone. Madame A, qu'il m'avait adressée, se plaint de moi : je ne prends pas le temps de l'écouter. Je le crois volontiers : la dernière fois, après une heure d'attente, la consultation a duré cinq minutes, dont trois minutes d'interruptions téléphoniques urgentes !

Parallèlement, et je le comprends aussi, mon mari met la pression pour que je sois rentrée le soir avant 20 heures. Mais quitter l'hôpital à 19 h 30 tient de la gageure ! Dès 10 heures du matin, le compte à rebours commence : si je veux avoir terminé à 19 h 30, chaque minute compte.

Mon anxiété augmente. Mon mari me reproche mes tics. Il a raison. J'ai mal au ventre dès le matin, cela ajoute une fatigue supplémentaire.

Tenir, jusqu'au mois prochain, jusqu'à la semaine prochaine, puis simplement jusqu'à demain…

Aucun secours de la Direction : se rendent-ils compte que je suis au bord de l'épuisement ?

On cherche un cancérologue supplémentaire, on n'en trouve pas. C'est vrai. On manque cruellement de médecins, et notamment de cancérologues. Mais il n'empêche : il y a peut-être d'autres moyens de m'aider : un médecin généraliste, par exemple, pourrait déjà me seconder.

Je tire la sonnette d'alarme, j'appelle au secours, mais rien ne bouge. Au contraire, on se plaint de mon retard, de mon manque de disponibilité, de mon humeur.

Début septembre, je suis à bout. Un matin, en me rendant à l'hôpital, je me surprends à envier les patients cancéreux, qui peuvent se permettre de lâcher leurs obligations. Un peu plus loin, arrivant au feu rouge qui règle la circulation devant un grand carrefour, je me plais à imaginer un accident, quelqu'un brûlant le feu et faisant un accident frontal avec moi.

Heureusement, je réalise le danger. Je téléphone à un collègue psychiatre. Il me reçoit et me met en incapacité de travail pour burn-out.

Panique à l'hôpital. Brusquement, la Direction se rend compte que j'étais nécessaire, et pas facilement remplaçable, vu la pénurie de cancérologues.

De mon côté, je suis épuisée. Il me faut quatre mois pour récupérer. Un mois d'incapacité de travail, puis trois mois pendant lesquels je développe progressivement une consultation privée d'hypnose.

Finalement, ce burn-out est une chance. Auparavant, je faisais de temps en temps une consultation d'hypnose, mais cela restait une activité accessoire. J'accumulais l'expérience doucement, souvent étonnée des résultats.

Maintenant, j'ai l'occasion de ne faire que cela. Très rapidement, la patientèle augmente, les demandes affluent. Je finis par travailler beaucoup. Je suppose que c'est mon destin ! Petit à petit, je récupère, physiquement et moralement.

Parallèlement à cela, l'hôpital cherche à me remplacer, et n'y arrive pas. Nous reprenons donc contact, et quelques mois plus tard, je suis en état de reprendre la cancérologie. Toujours seule, mais avec un généraliste, d'ailleurs hors du commun, pour m'aider.

Instruit par l'expérience, l'hôpital recherche activement un deuxième cancérologue. Il mettra quatre ans à le trouver.

Je n'ai pas arrêté l'hypnose. Je la pratique deux soirs par semaine, et le samedi.

J'ai ainsi depuis quelques années deux métiers, aussi passionnants l'un que l'autre, aussi prenants, aussi bouleversants.

EXPERT PSYCHIATRE

On peut penser que l'on choisit le métier de médecin par idéal, pour le plaisir d'être utile.

Ou alors, on peut supposer que l'on choisit la médecine parce que l'on aime la science ou la recherche. Certains choisiraient-ils la médecine pour le pouvoir qu'elle confère sur des gens affaiblis et incapables de se défendre ?

Les remarques malheureuses, voire insultantes, de médecins, peuvent sans doute être attribuées à la distraction, au manque de formation ou au mal-être personnel du médecin.

Certains comportements, toutefois, sont plus difficiles à comprendre : y aurait-il des médecins pervers ?

Je connais Madame S depuis des années, depuis le cancer du poumon de son mari.

Madame S a eu une enfance extrêmement difficile : mise très jeune dans un réseau de prostitution par ses parents, violée et battue dans sa famille, elle souffre maintenant, jeune adulte, d'une fibromyalgie, d'une anorexie mentale et d'une claustrophobie très invalidantes. Des contacts physiques aussi simples qu'un examen médical sont impossibles. Impossible également pour Madame S de travailler. Son mari lui-même, très affaibli depuis son cancer, est en incapacité de travail. La situation financière du couple est critique.

Madame S souffre, comme toujours après ce type d'enfance, de sentiments de culpabilité et de honte épouvantables à vivre. C'est en effet une règle chez les pervers et les violeurs, de convaincre l'enfant que c'est lui qui est responsable du comportement criminel de l'adulte. C'est l'enfant qui est sale, c'est l'enfant qui séduit l'adulte, c'est l'enfant qui porte la honte.

« Ce qui t'arrive est ta faute » est ce qu'ils entendent à longueur de jours et de nuits. Comment pourraient-ils mettre en doute ce qu'on leur a martelé pendant des années ?

De plus, arrivés à l'âge adulte, ils portent la culpabilité de n'avoir rien dit, de s'être « laissés faire ». Mais comment faire autrement, quand on ne connaît du monde adulte que la laideur, la perversité et le mensonge ?

À qui confier des choses aussi graves ? La crainte de n'être pas crus, ou pire, la crainte des représailles s'ils trahissent leurs tortionnaires est énorme, et, malheureusement, le risque est réel.

Le psychiatre qui suit Madame S lui a proposé d'introduire une demande de reconnaissance en invalidité auprès des instances ad hoc. Ceci pour tenter d'améliorer sa situation financière désastreuse, mais surtout pour obtenir une espèce de reconnaissance morale de la société. Non, elle n'est pas coupable, et la société, en la reconnaissant invalide, la reconnaît victime. Dans le cadre de cette demande, une expertise psychiatrique doit avoir lieu.

Terrorisée par cette perspective, Madame S demande à son psychiatre de l'accompagner chez ce médecin. Et heureusement !

Le jour dit, Madame S et son psychiatre se rendent chez l'expert. Celui-ci salue le psychiatre, mais ignore la patiente. Puis, il se rassied et continue tranquillement à dicter son courrier, citant les noms des patients précédents, violant ainsi le secret médical le plus élémentaire.

Déboussolée par ce comportement, Madame S, déjà très anxieuse, commence à perdre pied.

Finalement, l'expert lui adresse soudainement la parole : nom, prénom, antécédents médicaux ? Dans son désarroi grandissant, Madame S ne sait que répondre ; elle lui demande s'il veut ses antécédents chirurgicaux. Il lève les yeux au ciel et répond qu'elle n'a rien compris.

L'angoisse et la claustrophobie de Madame S augmentent.

L'expert lui fait enlever ses chaussures et la fait marcher longuement dans la pièce, de gauche à droite, la fait se pencher le plus possible en avant…

Madame S commence à pleurer.

Le psychiatre accompagnant intervient : ils venaient quand même pour une expertise psychiatrique !

« Je connais mon métier », répond l'expert.

Il fait signe à la patiente de s'asseoir sur le divan : il va l'examiner. Terrorisée, Madame S refuse. Le psychiatre accompagnant s'interpose : « Ne touchez pas à cette femme, vous voyez bien l'état de peur dans lequel elle se trouve ! »

Rageur, l'expert note dans son dossier que la patiente refuse l'examen.

Le psy accompagnant demande alors à l'expert s'il a lu le rapport qu'il a écrit sur la patiente et ses antécédents traumatiques.

L'expert prend le rapport et commence à le lire : viols répétés, coups, réseau de prostitution… Quel plaisir trouve cet homme à lire cela tout haut, devant la patiente tétanisée de honte ?

L'expert lâche le dossier : « Ben oui, ça arrive. C'est pas de chance. Mais pourquoi ne vous êtes-vous pas défendue ? »

Ses paroles font écho à la terrible culpabilité ressentie par la patiente, et elle commence à sangloter.

Énervé, l'expert se tourne vers le psy accompagnant : « Qu'est-ce que vous voulez faire avec ça ? » – « Ça », c'est la patiente qu'il désigne du doigt.

Les questions se succèdent ensuite, pour le moins étonnantes :

« Allez-vous au cinéma ? » (La patiente est claustrophobe.) « Allez-vous au restaurant ? » (La patiente est anorexique, ce que l'on ne peut ignorer en la voyant.) « Allez-vous en ville pour faire les magasins ? » (La patiente n'a pas de quoi payer son loyer, et sûrement pas de quoi s'acheter des vêtements.)

Complètement perdue, et pleurant toujours, Madame S se contente de faire non avec la tête.

« Vous occupez-vous de votre jardin ? » Nouvelle dénégation de Madame S qui vit dans un petit appartement et n'a pas de jardin.

« Mais que faites-vous de vos journées, alors ? Comment voulez-vous vous en sortir si vous ne prenez pas les moyens ? » conclut-il, triomphant.

Là-dessus, il permet enfin à Madame S de se rhabiller et de quitter la pièce, et reste seul avec le psy accompagnant. Fin de l'expertise. Sans commentaire.

JACKY

Je prends une demi-heure dans mon bureau pour écrire. Je devrais normalement faire le tour de salle, le tour des patients hospitalisés, mais je le ferai plus tard. À 11 h 30 a lieu la réunion « fonction palliative ». Je la brosserai, une fois de plus, et ferai le tour de salle à ce moment.

J'ai perdu mon ami, mon frère, Jacky.

Jacky vient de mourir. Il était chirurgien abdominal et nous travaillions énormément ensemble.

Nous avions toute confiance l'un dans l'autre.

Malgré nos différences, nous avions la même sensibilité, la même approche du patient et de la maladie, la même éthique, la même horreur des hôpitaux universitaires, mais aussi la même horreur des conventions, la même horreur de l'autorité.

Lorsque nous vivions quelque chose de difficile, d'ordre privé ou professionnel, nous nous échappions une heure à midi, nous allions quelque part partager un steak et un verre de vin.

Là, nous parlions parfois de ce qui nous préoccupait, mais le plus souvent nous nous contentions d'être à deux, solidaires, unis, et cela nous suffisait pour reprendre ensuite le travail, le cœur plus léger.

Jacky avait cette caractéristique rare, que je possède également, d'avoir de vrais amis du sexe opposé.

Je sais qu'il me trouvait belle, je le trouvais séduisant. Mais notre amitié était au-delà de l'attirance physique. Nous étions de vrais amis.

Une anecdote me revient, parmi d'autres, qui illustre parfaitement cela.

Un soir, j'étais en congrès à Barcelone, un grand congrès de cancérologie digestive. La ville était infestée de médecins, venus de partout. On ne trouvait plus une chambre libre dans toute la ville.

Jacky n'était pas là, des circonstances extérieures compliquées et personnelles l'avaient obligé à rester en Belgique.

Mais voici que les mêmes circonstances le poussaient maintenant à participer à tout prix au congrès !

Il avait donc pris sa voiture et fait d'une traite le trajet Bruxelles-Barcelone.

Il m'attendait dans le hall de mon hôtel, pour m'emmener manger avant de se trouver une chambre.

La chambre se révélant introuvable, que pouvais-je faire d'autre que lui proposer de partager la mienne ?

Nous avons ainsi vécu un excellent congrès, nous retrouvant le soir pour partager le même lit et échanger nos impressions.

Avec quel autre homme aurais-je pu faire cela ?

En août, Jacky présente brutalement une douleur latéro-thoracique. Il fait une radio de thorax, et tout s'enchaîne vite : c'est un cancer du poumon, un des plus méchants, avec d'emblée des métastases cérébrales, hépatiques et osseuses.

Immédiatement, aussi bien lui que moi réalisons intellectuellement ce qui se passe ; c'est la mort assurée dans l'année : dans les semaines, si l'on ne traite pas, avec une qualité de vie progressivement de plus en plus épouvantable ; dans l'année si l'on traite, avec une qualité de vie meilleure, peu de douleur, peu de symptômes tant que la chimio est efficace, et une reprise rapide de la maladie lorsqu'elle échappe au traitement.

La chimio n'aura donc pas, dans ce cas, le but de le guérir, mais de lui permettre de vivre le mieux possible, le plus longtemps possible, et de mourir rapidement ensuite.

Le traitement va remplacer une longue agonie par des mois de vie quasi normale, suivis d'une mort rapide.

Bien que nous sachions tout cela intellectuellement, la situation doit être psychologiquement plus éprouvante, et nous réagissons tous les deux de la même manière : par une espèce d'indifférence, une sorte de déni, que Jacky traduit très bien en me disant :

« J'ai l'impression qu'il s'agit de quelqu'un d'autre que moi. » J'ai exactement la même impression.

Tout naturellement, Jacky me fait l'honneur de me choisir pour le traiter.

Dorénavant, comme toujours, et jusqu'au bout, nous serons deux.

Jacky met d'emblée ses papiers en ordre, me signe un document réclamant l'euthanasie le jour où ses facultés mentales ne lui permettront plus de choisir librement le moment et les circonstances de sa mort.

En effet, Jacky a toujours eu, et ceci ne fait que l'exacerber, une grande crainte : celle de perdre le contrôle sur lui et sur les choses. Ne plus être un jour aux commandes de sa propre vie est pour lui une idée insoutenable.

Ses papiers mis en ordre, Jacky se met en devoir de profiter de la vie, de chaque instant, encore plus qu'il ne l'a fait jusqu'à présent, puisque maintenant il peut se permettre de ne plus se préoccuper de l'avenir.

Il tient à gérer sa maladie avec moi.

Et c'est ce que nous faisons, jusqu'au bout, main dans la main comme toujours, moi lui expliquant les différentes options et leurs conséquences, et lui choisissant en fonction de sa vie, de ses préférences et de ses désirs.

Jacky a ainsi réussi à vivre pleinement, peut-être même plus qu'avant, pendant quelques mois. Peut-être plus qu'avant, car la certitude de mourir bientôt lui a enlevé la crainte de l'avenir, l'obligation de ménager l'avenir, et diminue son sens des responsabilités, si marqué chez lui.

Ce n'est qu'au moment de la rechute, qu'il a été psychologiquement moins bien. Il a fallu l'hospitaliser. Ni lui ni moi n'avons cru qu'il sortirait de l'hôpital. Or nous avons repris une chimiothérapie de seconde ligne, et la tumeur a de nouveau régressé. Il a été mieux, il a pu rentrer chez lui.

Quelque chose, toutefois, avait changé. Il s'était vu mourir. Ce n'était plus seulement intellectuel.

Les quelques semaines qu'il a encore vécues ont été difficiles. Son plaisir de vivre avait disparu.

Or Jacky aimait profondément la vie. Quand on aime la vie, il est insupportable de sous-vivre. Mais d'un autre côté, quand on est intensément vivant, la mort fait peur.

Jacky a choisi de mourir, m'a demandé l'euthanasie, quand il le fallait, quand les contraintes, la sous-vie, l'abrutissement des calmants, sont devenus plus insupportables que la peur de la mort.

Nous l'avons accompagné jusqu'au bout, aussi loin qu'il est possible, ses enfants, moi-même et notre infirmière en chef, qui est restée près de lui, de nous, de moi, jusqu'au bout, jusqu'au café que nous avons pris, après, dans la cuisine, à deux.

Tout cela vient d'arriver. Je suis encore dans l'action, et pas encore, pas du tout, dans le deuil.

J'ai envie de dire : « Bravo à nous, Jacky, on s'en est bien tiré. À deux on est quand même bons. Je regrette juste que tu ne puisses être là quand ce sera mon tour de partir. »

Qui sera là pour faire équipe avec moi, à ce moment ?

Et d'un autre côté, j'ai confiance. Toi comme moi, on aime la vie. On est capable de retomber sur nos pattes. De prendre le meilleur de ce que la vie nous offre, de tirer le meilleur parti d'une situation, même désespérée.

J'ai confiance : comme toi, Jacky, je serai capable de faire face.

MARTINE

Martine est décédée d'un cancer de l'ovaire.

J'aimais beaucoup Martine. C'était une femme d'une cinquantaine d'années, vivante, enthousiaste, passionnée de chevaux qu'elle montait extrêmement bien, notamment lors de concours internationaux.

Là aussi, les choses se sont déclenchées brutalement : une douleur abdominale, et, rapidement, la découverte d'un cancer de l'ovaire très évolué.

Chirurgie, chimiothérapie, rechirurgie, rechimiothérapie...

Personnalité forte, Martine avait cette capacité, que j'admire profondément, de vivre l'instant présent intensément, chaque instant, sans chercher à maîtriser l'avenir.

D'emblée, elle m'a fait totalement confiance, avec comme discours explicite : « Toi, tu t'occupes de mes traitements, je te fais entièrement confiance, et cela ne m'intéresse nullement. Tu fais le mieux possible, en ton âme et conscience. Moi, de mon côté, je fais ce que j'ai toujours fait, ce qui est mon rôle : je vis, je progresse, je fais des projets (en effet, qu'est-ce qu'une vie sans projet ?), il sera toujours temps après de voir s'ils se réalisent ou pas... Mais surtout, qu'on ne me parle pas de mon cancer : ce n'est en rien mon problème. »

Sa famille, ses proches, ont été choqués par cette attitude ; ils auraient bien voulu la chouchouter, l'entourer, lui dire adieu, pleurer avec elle.

Elle a toujours refusé. Poussée dans ses retranchements, elle pouvait être violente.

Elle a ainsi continué ses projets, acheté un cheval, monté jusque tard dans sa maladie.

Cette attitude lui a permis d'éviter l'angoisse et ne l'a pas empêchée de se plier de bonne grâce aux examens, aux traitements, aux rendez-vous que je lui imposais.

Une espèce de force de vie, d'énergie interne la maintenait debout, l'a maintenue debout beaucoup plus longtemps que les statistiques le prévoyaient.

C'était peut-être du déni. Mais alors, nous sommes tous dans le déni. Nous sommes tous en sursis, en train de nous battre pour des projets sans doute dérisoires. Mais n'est-ce pas cela qui fait la beauté de la vie, la force de l'homme ? Mettre de l'éternité dans chaque instant fragile, construire quelque chose d'immortel sur du sable.

Edmond Rostand le disait déjà, par la bouche de Cyrano de Bergerac :

> – Que dites-vous ?... C'est inutile ?... Je le sais !
> Mais on ne se bat pas dans l'espoir du succès !
> Non ! non, c'est bien plus beau lorsque c'est
> inutile !

Moi, il me semble que, si cela m'arrive un jour et si j'en suis capable, j'aimerais bien faire comme Martine : semblant de rien...

THIERRY

Thierry est un jeune patient d'une trentaine d'années.

Il présente un cancer du testicule avec d'emblée des métastases pulmonaires. Ceci se traite par une chimiothérapie, efficace, mais très difficile à supporter à cette époque, où les traitements contre les nausées sont encore embryonnaires.

En principe, quatre cures de chimiothérapie, nécessitant chacune cinq jours d'hospitalisation avec un traitement très lourd à base de platine.

L'efficacité du traitement sera facile à vérifier : on voit très bien, sur la radio de thorax, les multiples boules, parfaitement mesurables, que sont les métastases.

Thierry commence donc son traitement, courageusement. Au départ, il voulait continuer à travailler, ne fût-ce que les jours où il se sentait un peu mieux, mais cela n'était pas réaliste : il est épuisé, amaigri.

Mais il garde le moral, et même souvent, le sourire. Il est convaincu qu'il va guérir, et est décidé à prendre les moyens nécessaires pour cela.

Après deux cures, la radio montre une bonne diminution de la taille des métastases. Elles sont toujours visibles, bien sûr, mais la chimiothérapie est efficace. Les quatre cures programmées seront, selon toute vraisemblance, suffisantes.

Thierry termine donc ses deux cures restantes, épuisé, mais confiant.

Deux semaines après la fin de la dernière cure, comme prévu, il effectue un bilan de fin de traitement, et vient me voir pour les résultats.

Or, contre toute attente, les résultats ne sont pas bons. Loin d'avoir continué à diminuer, les métastases ont réaugmenté de volume. La chimiothérapie a eu une certaine efficacité, mais transitoire. La maladie échappe au traitement.

Dans la littérature, un certain nombre de publications font état, dans cette situation, d'un rattrapage possible, en reprenant la même chimiothérapie, mais en doublant les doses de platine.

C'est sa seule chance. Encore faut-il, épuisé moralement comme il est, qu'il l'accepte ! Et encore faut-il, épuisé physiquement comme il est, qu'il le supporte !

Lorsqu'il entre dans mon bureau, il se rend rapidement compte de ce que je m'apprête à lui dire, avant que je ne le fasse, car, catastrophée moi-même, j'ai du mal à parler.

Et c'est lui qui m'aide !

« Docteur, me dit-il, ne tournez pas autour du pot. Les nouvelles ne sont pas bonnes, je le sais. Ce n'est pas votre faute ! Alors, dites-moi, simplement ! »

Et quand je lui explique qu'il va falloir reprendre tout à zéro, quatre cures à nouveau, mais avec les doses de platine doublées :

« Bien, docteur, dit-il, je suis prêt. Quand commence-t-on ? »

Pas un mot de révolte, pas un geste de découragement.

Il faut reprendre, on reprend.

Et quand je lui demande si ça ira, il me répond, simplement, que je ne dois pas m'en faire pour lui : il fera ce que je lui dis de faire, sans se poser de questions.

« J'ai confiance, docteur, me dit-il : vous et moi, on en sortira ! »

Nous avons repris le traitement, à doses doublées. Après deux cures, les métastases ont à nouveau bien diminué. Et à quatre cures, cette fois-ci, elles ont disparu !

Elles n'ont jamais réapparu.

Entre-temps, Thierry a déménagé, il y a longtemps que je ne l'ai plus vu. Mais, de temps en temps, j'ai de ses nouvelles, par un ami ou l'autre, qui vient me voir de sa part, pour un avis complémentaire.

Il va bien, il vit, et je pense qu'il se souvient de moi comme je me souviens de lui : avec intensité, et pour toujours.

LE LIEN

Aujourd'hui, je reçois en consultation Madame V. Madame V a bénéficié, il y a quelques années, d'une chimiothérapie pour un lymphome. Elle est maintenant en rémission complète, sans doute guérie.

Elle effectue tous les six mois un bilan, une série d'examens, puis vient me voir pour les résultats.

Les résultats sont bons.

Rayonnante, Madame V sort de mon cabinet et se rend immédiatement au bureau des infirmières, leur annoncer la bonne nouvelle.

Elle vient les remercier, une fois encore, d'avoir été là, de l'avoir accompagnée dans ces moments si durs, mais aussi si intenses, si riches.

Elle a apporté une tarte. D'autres apportent des pralines, des fleurs, du champagne…

Mais presque tous reviennent voir les infirmières, bien après avoir terminé leurs traitements, pour dire bonjour, montrer qu'ils vont bien, qu'ils pensent encore à elles. Renouer le lien.

Ce lien entre patients et infirmières est extrêmement fort, et en même temps difficile à définir. Ce n'est pas de l'amitié, ce n'est pas de l'amour, ce n'est pas de la reconnaissance. C'est quelque chose de plus fort, de plus vital que cela.

Et elles, elles semblent gérer ce lien avec facilité, élégance, sans fatigue apparente. Elles gèrent l'agressivité, la peur, l'angoisse. Elles gèrent aussi les problèmes physiques, la douleur, les insomnies.

Et les traitements. Et les conflits familiaux des patients. Et les médecins, parfois absents, fatigués, distraits.

Et leur propre vie, leur propre famille.

Et aussi…

Moi, quand je les vois comme ça, calmes, efficaces, rassurantes, j'ai envie de leur dire, parodiant Brassens :

« Toi l'infirmière, quand tu mourras
Quand le croque-mort t'emportera
Qu'il te conduise à travers ciel
Au Père éternel. »

ROBERT

Robert est un homme jeune, la trentaine.

C'est un homme d'affaires qui vit à l'étranger et change de pays tous les deux ou trois ans.

Il a présenté, il y a quelques années, une boule au niveau de la cuisse, opérée à Paris, où il vivait à ce moment. C'était un sarcome. Une surveillance attentive aurait dû être instaurée, mais Robert part aux États-Unis sans être vraiment conscient de l'importance du suivi.

Déni de sa part ? Sans doute.

Lorsqu'on lui enlève une autre boule aux États-Unis, il ne fait pas le lien avec la première, et ne le signale pas.

À nouveau, le diagnostic de sarcome est posé. Personne ne sait qu'il s'agit d'une récidive, et personne ne s'inquiète.

De retour à Bruxelles, comme il a de plus en plus mal au dos, il consulte son médecin, des examens sont faits, et le diagnostic tombe : métastase osseuse de sarcome.

Radiothérapie, chimiothérapie, traitement intensif...

Quelque temps plus tard, il tousse, et les examens confirment les multiples métastases pulmonaires.

Paniqué, il vient me voir.

J'ai soigné son père, quelques années auparavant, avec qui j'ai eu de bons contacts.

D'emblée, quelque chose de très fort passe entre nous. Il a confiance. Il gardera cette confiance à travers tout, les traitements, les rechutes, la douleur, l'épuisement.

Autant il était anxieux avant, autant, maintenant, il ne pose plus aucune question.

Sa confiance se marque dans ses sourires, dans sa manière de parler de tout et de rien à la consultation. À nouveau, déni ? Peut-être, mais celui-ci lui permet maintenant de vivre sans trop d'angoisse.

Que pense-t-il exactement de son état ? Sait-il qu'il va mourir ? Questions que me posent sa femme, ses parents, et auxquelles je ne sais pas répondre. Et puis, quelle importance ? Il vit, c'est tout, comme eux, comme moi.

C'est après sa mort qu'on trouvera les lettres qu'il avait écrites pour chacun de ses trois enfants : oui, il savait, mais il ne voulait pas en parler. Il vivait mieux comme ça.

Les hospitalisations se multiplient, il respire de moins en moins bien. Tous les quinze jours, puis toutes les semaines, il faut ponctionner le liquide qui s'accumule dans la plèvre, et qui comprime les poumons.

À chaque fois, je suis moins efficace. Les poumons sont détruits, j'ai beau enlever le liquide qui les bloque, l'oxygène ne passe pas mieux.

Une nuit, l'hôpital m'appelle. Robert est hospitalisé d'urgence, il étouffe malgré l'oxygène. Son épouse est à côté, impuissante. Elle n'en peut plus d'entendre son souffle inutile.

Une ixième fois, je ponctionne le liquide. Aucune amélioration. Il est épuisé. Elle aussi. Ils me supplient, ils savent qu'il va mourir, que c'est une question d'heures. Ils ne veulent pas qu'il meure comme ça. La seule chose que je peux faire, c'est l'endormir. Un peu de valium, et il perd conscience. Mais la respiration reste difficile, épouvantable à entendre pour l'épouse qui est là, à côté.

J'essaie de lui dire qu'il ne s'en rend plus compte, qu'il ne sent rien. Elle n'y croit pas. Moi non plus.

Je revois son sourire de confiance, et j'ai mal. Je ne peux pas le laisser tomber maintenant, je ne me le pardonnerai jamais. J'arrête le cœur.

À quatre heures du matin, dans les premières lueurs de l'aube, magnifiques, dans cette journée superbe qui commence, je prends ma voiture et je rentre chez moi.

J'ai l'impression de ne rien ressentir. D'être simplement vivante, en communion avec cette campagne si pure, qui s'éveille.

LES AILES DE MIRÓ

Je suis arrivée hier en début d'après-midi à Barcelone pour un congrès : ce n'est toujours pas l'été en Belgique, et ici il fait très chaud, grand bleu.

J'attendais ces quelques jours, j'avais décidé de les prendre comme du repos. Je me sentais épuisée, moralement et physiquement. J'ai perdu l'un après l'autre mes deux amis, Jean-Claude et Jacky.

J'étais leur médecin à tous les deux.

Bien sûr, en vieillissant, on perd ses amis. Plus on vit vieux, plus on accumule les pertes. Mais ici, j'étais en quelque sorte responsable de leur santé, puisque je les soignais. Cela rend, me semble-t-il, les choses plus difficiles.

Aujourd'hui, je visite le musée Miró. L'architecture du bâtiment est très belle, les toiles bien mises en valeur.

Je me promène à travers ces taches de couleur, sans vraiment m'y attacher, perdue dans des pensées qui n'en sont pas, dans une rêverie un peu mélancolique. Journée solitaire, tournée vers ces deux amis perdus.

J'arrive dans la dernière salle. Je m'assieds en face d'une toile étrange. Une grande tache noire éclatée, comme une chose qui aurait violemment heurté un mur blanc et serait restée là, immobilisée dans son élan. Brutalement arrêtée en plein vol.

Cela correspond à ce que je ressens, et je laisse l'émotion me gagner. Oui, une partie de moi vient d'être arrêtée brutalement avec la perte de mes deux amis.

Mais je continue à regarder cette toile, et maintenant je vois beaucoup plus. Cette tache, en éclatant, a libéré des traits, comme des ailes, qui s'envolent vers l'extérieur. On les sent pleins de force, d'envie, de vie !

Comme si, de cette catastrophe, jaillissait autre chose, de l'ordre de l'espoir, du renouveau, quelque chose qui part dans toutes les directions…

Étonnée, étrangement attirée, je m'approche de la toile pour lire le titre donné par Miró à cette œuvre.

Envol d'oiseaux dans le matin.

Oui, c'est bien ça, un matin, le premier matin du monde : tout à créer, tout à construire, puisqu'il ne reste plus rien. Tout est neuf, tout est possible. On recommence, il suffit d'oser, oser s'envoler, oser ouvrir de nouvelles portes…

LA PASSION DE MARCEL

Ce midi, mon dernier patient est Marcel C.

Chaque vendredi midi, depuis presque deux mois, je termine ma consultation par lui, puis on s'en va manger dans le petit resto italien près de l'hôpital.

De patient, Marcel est devenu ami.

Marcel est comédien, il a eu, et a encore, une vie fascinante que je ne me lasse pas d'écouter.

Non pas parce qu'il est connu et a fait les plus grandes scènes du monde. Quoique. Mais parce que son métier a toujours été sa passion, sa raison de vivre.

D'ailleurs pour lui, la vie entière est une pièce de théâtre, qu'il joue avec humour, tendresse, drôlerie. Marcel y tient toujours un rôle un peu ridicule, un peu touchant, un peu décalé.

En effet, il possède au plus haut point le véritable sens de l'humour, qui consiste à rire et à faire rire de soi-même.

Je me souviens, comme si c'était hier, de la splendide pièce improvisée qu'il nous a jouée un jour.

L'hôpital de jour, où se trouve mon bureau de consultations et où se font les traitements de chimiothérapie, est au premier étage d'une aile qui longe une rue à sens unique, bordée de places de parking, et dans laquelle il est impossible de dépasser. Lorsqu'une voiture manœuvre pour se garer, la voiture qui la suit doit attendre.

Marcel arrive en voiture dans cette rue. Il n'est pas bien, il a du mal à se garer, il est lent, maladroit.

De ma fenêtre ouverte, j'observe sa manœuvre. Il voit que je le regarde et me fait un petit signe. C'est le moment que choisit le conducteur de la voiture qui le suit pour s'énerver et actionner son avertisseur. Marcel se retourne, et se met à jouer le rôle du conducteur à qui une bonne âme a signalé, en actionnant son klaxon, un défaut ou un danger à sa voiture.

Il s'extirpe de celle-ci, la laissant au milieu de la rue, et commence à en faire le tour avec soin, pendant que l'énergumène, derrière, de plus en plus furieux, klaxonne avec énergie. Mimique désespérée de Marcel, qui ouvre les bras en signe d'impuissance : sa voiture a pourtant l'air de fonctionner correctement ! Il essaie les phares, les clignotants, se met à quatre pattes pour inspecter les roues.

Entre-temps, attirés par le vacarme, tous les patients et infirmières sont aux fenêtres et rient de bon cœur de cette scène désopilante.

Il a fallu plusieurs minutes au conducteur bruyant pour réaliser qu'il était pris à son propre piège et ridiculisé. Il a fini par se calmer et même rire, d'un air un peu mortifié.

Quant à moi, c'est la plus belle improvisation théâtrale à laquelle il m'ait été donné d'assister !

Marcel a une leucémie. Il n'est pas jeune, 68 ans. Pendant quelques mois, j'ai pu le traiter avec de simples médicaments oraux et le stabiliser ainsi. Puis, la maladie s'est transformée et on n'a plus eu le choix. Si on voulait le remettre en phase chronique, il fallait lui donner une chimiothérapie intensive suivie de l'administration de sa propre moelle préalablement prélevée. Le temps que cette moelle soit efficace, il fallait le maintenir en chambre stérile, ce que je ne pouvais pas faire sur place.

Le traitement et l'hospitalisation ont donc eu lieu en hôpital universitaire.

Marcel a eu un traitement lourd, suivi de quelques semaines dans une chambre stérile, totalement seul, avec interdiction de sortir, ne croisant que des gens transformés en scaphandres, sans aucun contact intellectuel ni physique.

Lui dont l'intelligence était si vive, fine et brillante, est sorti de cet endroit comme un légume, nerveusement, psychologiquement et intellectuellement anéanti.

C'était un être de contacts, incapable de supporter d'être coupé des autres.

Lorsque je l'ai revu, une semaine après sa sortie, à ma consultation, j'ai été épouvantée du changement.

Plus encore que contrôler sa prise de sang une fois par semaine et vérifier son taux de plaquettes, il fallait lui redonner le goût de vivre, de se battre, réentraîner sa mémoire !

Je lui ai fait la prescription suivante : apprendre, pour la semaine suivante, un poème ou une pièce de son choix, qu'il me récitera.

Et ainsi, chaque semaine, Marcel m'interprète un poème, un morceau de pièce de théâtre, avec de plus en plus d'enthousiasme, d'énergie, de mémoire et de brio. Petit à petit, il retrouve tout son humour, tout son plaisir de vivre.

Ainsi, c'est un traitement que je ne peux assez recommander : faire parler le patient de sa passion : outre l'efficacité évidente pour celui-ci, l'absence d'effets secondaires, c'est toujours très agréable et instructif pour le médecin, ce qui finalement n'est pas négligeable !

Comme la demi-heure de consultation ne suffit plus, Marcel et moi prolongeons ce moment en mangeant ensemble après celle-ci.

Nous n'allons pas pouvoir faire cela longtemps, car les prises de sang successives montrent une reprise de la maladie.

Et Marcel et moi sommes très clairs sur un point : plus jamais d'un traitement qui, pour lui, est pire que la mort !

En attendant, Marcel vit, s'amuse, invite ses amis, et moi je me réjouis de le connaître, et d'en profiter le plus longtemps possible.

CONSULTATIONS

Ce mardi, journée de consultations uniquement, Philippe fait le tour des patients hospitalisés.

Journée tranquille, pas de nouveaux patients, tous des gens que je connais déjà, parfois depuis des années.

La première, Madame P, est une dame de 89 ans, que je suis depuis des années pour une maladie du sang.

Étant donné son âge, je ne me contente plus, maintenant, que de contrôler régulièrement la prise de sang, et de la transfuser en globules rouges ou en plaquettes lorsque c'est nécessaire.

Moyennant quoi, elle vit fort bien, très aimée dans sa maison de repos, toujours prête à aider, souriante. Lorsqu'elle me voit, elle me demande des nouvelles de ma santé, de ma famille. Elle ne s'intéresse pas du tout à sa maladie, à laquelle, dit-elle, elle ne comprend absolument rien. Elle me fait totalement confiance, trouve de toute manière qu'elle a bien vécu, et que, quoi qu'il arrive, elle a été privilégiée.

Aujourd'hui, la prise de sang montre une anémie importante, une transfusion est donc nécessaire.

❖

La patiente suivante est Madame D, une dame d'une cinquantaine d'années, sous chimiothérapie depuis quelques mois pour une énorme tumeur du sein, ulcérée à la peau, une énorme blessure de dix centimètres sur dix.

Madame D, qui vit seule, n'a pas voulu inquiéter sa mère et sa sœur en parlant de cela, sa sœur venant de se séparer de son mari, et sa mère en étant fort affectée.

Elle a donc nié purement et simplement son problème.

Résultat, lorsqu'elle est venue me voir la première fois, non seulement le cancer était très volumineux, mais il y avait déjà des métastases dans le foie et les os.

Une chimiothérapie a été entreprise, et celle-ci est clairement efficace, avec une fermeture progressive de la plaie, et une diminution des douleurs osseuses.

Madame D se sent mieux. Elle refuse que sa sœur, qui l'accompagne souvent, voie sa plaie.

Je pense qu'elle ne veut toujours pas inquiéter sa famille.

La prise de sang d'aujourd'hui permet l'administration de la chimiothérapie, comme prévu, et Madame D passe directement à l'hôpital de jour pour son traitement.

❖

Monsieur V est un monsieur d'environ 70 ans, qui vient toujours accompagné de sa femme. Madame souffre en effet d'une maladie d'Alzheimer, et ne peut rester seule à la maison.

Monsieur V, lui, est porteur d'un lymphome. Celui-ci répond bien à la chimiothérapie. Monsieur V est en fin de traitement, il se sent de mieux en mieux. Après ce traitement-ci, si les résultats sont bons, les chimiothérapies pourront être arrêtées, et une simple surveillance instaurée.

❖

Madame F est suivie depuis plusieurs années pour un lymphome de faible malignité, localisé.

Celui-ci n'a pas nécessité de traitement pendant longtemps, mais la masse axillaire augmentant progressivement, il a finalement été décidé d'effectuer une radiothérapie.

Celle-ci s'est terminée il y a deux mois, et Madame F vient en consultation, accompagnée de son mari, pour prendre connaissance des résultats du bilan.

Le bilan est rassurant, le traitement a été efficace, Madame F est en rémission, et probablement guérie.

Elle repart rassurée, heureuse.

❖

Monsieur G, 45 ans, a été opéré d'un cancer de l'estomac, suivi de chimiothérapie, il y a maintenant deux ans.

Lui aussi vient, accompagné de sa femme, prendre connaissance des résultats des examens qu'il vient de faire. Ceux-ci sont bons, rassurants. Monsieur G reste en rémission complète, il est peut-être guéri.

Lui aussi repart rassuré. Il y a du champagne dans l'air.

❖

Monsieur D, 56 ans, est porteur d'un cancer de la prostate avec d'emblée des métastases osseuses, découvert par hasard sur une prise de sang il y a deux ans.

Sous traitement hormonal, il va bien et continue à ne ressentir aucun symptôme. Que pense-t-il de sa maladie, de son traitement, de son avenir ? Je n'en sais rien. Il est venu me voir il y a six mois avec son dossier, pour avis, et continue depuis lors à venir de temps en temps. Il a des questions bien précises, essentiellement techniques, ponctuelles, auxquelles je réponds le plus honnêtement et précisément possible.

Mais il n'aborde pas de questions de fond, ne parle pas de lui : uniquement de sa maladie.

Je respecte naturellement cela, et ainsi je peux dire que je connais la maladie, mais absolument pas le patient.

❖

Monsieur S est un homme d'environ 60 ans.

J'ai soigné sa femme, il y a quelques années. Elle va bien, continue simplement à être vue tous les six mois.

C'est à l'occasion d'une de ses visites de contrôle, que j'ai été frappée par une toux inquiétante chez son mari, que je savais gros fumeur.

Le bilan a confirmé la présence d'un cancer du poumon, qui a été opéré. Monsieur S a ensuite bénéficié d'une chimiothérapie de sécurité. Celle-ci vient de se terminer.

Un bilan doit être programmé, et je l'envoie chez la secrétaire pour l'organiser.

❖

Madame C est une femme jeune, environ quarante ans. Elle a présenté, il y a six ans, un cancer du sein ayant nécessité une ablation de celui-ci et des ganglions de l'aisselle, suivie de chimiothérapie et de radiothérapie.

Cela tombait dans une période particulièrement difficile. En effet, Madame C, qui avait quatre enfants, quatre garçons fort jeunes, était à l'époque en instance de divorce. Elle cumulait les problèmes financiers, de travail et de logement ; en effet, elle vivait dans un tout petit appartement, avec un nouveau compagnon. Devant l'accumulation des problèmes présentés par cette jeune femme, ce compagnon, pris de panique, l'a mise à la porte du jour au lendemain, la laissant seule, sans endroit où aller, avec ses enfants.

Le mari, on peut aussi le comprendre, a alors exigé la garde exclusive des enfants, qu'il a obtenue immédiatement vu les problèmes financiers, de santé et de logement de la jeune femme.

Celle-ci est alors passée par une période extrêmement dure, que l'on imagine aisément, en pleine chimiothérapie, à laquelle elle venait seule.

Aujourd'hui, six ans plus tard, la jeune femme qui vient en consultation de suivi fait plaisir à voir.

Elle est détendue, souriante. Ses quatre fils, qui ont maintenant entre 17 et 11 ans, ont tous réussi leurs examens. Son travail lui plaît, elle a quelques problèmes avec le bras opéré, mais rien de très gênant.

C'est une femme épanouie, heureuse.

❖

Madame D est une patiente que je connais depuis fort longtemps.

Je l'ai soignée il y a quelques années pour un cancer de l'estomac. Elle a présenté par la suite des métastases cérébrales. Celles-ci ont été opérées, irradiées, réopérées en milieu universitaire.

Il y a six mois, on lui a dit qu'il n'y avait plus rien à faire, et que la situation pouvait se dégrader rapidement. Et on l'a dirigée vers son médecin généraliste.

Contre toute attente, Madame D a vu son état s'améliorer et ses symptômes régresser spontanément.

Ceci se voit parfois, comme si le corps était capable de reprendre spontanément le contrôle, en dehors de tout traitement, pendant un certain temps.

C'est la raison pour laquelle il faut toujours rester très prudent lorsqu'on nous demande un délai, un pronostic ou une date précise. On se trompe tellement souvent !

Madame D a pris rendez-vous à ma consultation, essentiellement pour reprendre contact, me donner son dossier, et me demander si elle pourra compter sur moi le jour où les choses iront à nouveau moins bien : pour l'aider à ce que tout se passe le mieux possible.

Elle est calme, souriante, détendue comme peuvent l'être parfois les patients présentant une métastase cérébrale frontale. Le cortex frontal étant responsable du contrôle et de l'inhibition des autres régions du cerveau, une atteinte de celui-ci se manifeste souvent par une diminution de l'angoisse et de l'anxiété.

Je rassure bien entendu Madame D : je suis là, je ne pars pas en vacances prochainement, elle m'appelle quand elle a besoin de moi.

❖

Madame K est l'épouse d'un homme d'affaires très riche. Elle mène une vie de représentation, bridge, golf, réceptions. Elle a été opérée d'un cancer du côlon et est actuellement sous chimiothérapie pour une récidive. Son mari, qui travaille et voyage beaucoup, ne l'accompagne jamais. Madame K a beaucoup d'amis, mais aucun vraiment intime, puisqu'elle n'a parlé à personne de son problème. Même ses enfants ne sont au courant de rien.

Au début, j'ai eu un peu de mal à accepter ses exigences : ne jamais attendre, chambre seule en priorité, traitements à heures fixes, etc. Elle aussi a eu du mal, de son côté, à accepter les contraintes : attendre, chambre à deux lits car pas de chambre seule disponible, modifications au dernier moment des heures de traitement, etc.

Petit à petit, nous nous sommes adaptées l'une à l'autre, et j'ai de plus en plus d'admiration pour sa façon, à travers tout, de maintenir ses tournois de golf, ses réceptions et ses vacances. Derrière ce qui me paraissait une vie un peu vide, je trouve un vrai courage, une vraie solitude assumée, et, derrière ses exigences, un vrai désir de tenir le coup, de faire face, d'assumer sa maladie sans peser sur personne.

❖

Et ce soir, je termine ma journée avec une consultation d'hypnose en privé, un jeune homme souffrant de panique aux examens.

Quelle diversité dans ces consultations ! Les cancérologues de ma génération, les premiers, puisque, avant nous, la cancérologie n'existait pas comme spécialité à part entière, sont aussi les derniers à voir encore une telle diversité de pathologies.

En effet, la cancérologie, comme toute la médecine, se spécialise. Il y a, de plus en plus, les spécialistes du cancer du sein, de la prostate, du poumon... Qui ne verront que des seins, des prostates ou des poumons toute leur vie...

Je n'ai rien contre la prostate, que je trouve dans l'ensemble un organe fort sympathique, mais je suis contente de ne pas m'occuper que d'elle.

Et le cancer étant une maladie qui progresse en touchant tous les organes, on frémit en pensant à ce qui se passera quand le cancer de la prostate touchera les poumons, par exemple : on enverra le patient au pneumologue ? et à l'hépatologue quand le cancer touchera le foie ?

Les médecins généralistes, je suppose, seront censés prendre le patient en charge dans sa globalité. Mais auront-ils la formation nécessaire ? Et le temps ? Et l'envie ?

LE BOUQUET DE ROSES

Hier, c'était l'euthanasie programmée de Thérèse, ma collègue de travail, ma compagne depuis plus de vingt ans.

La veille, comme tous les soirs depuis des semaines, j'avais pris un médicament pour dormir.

J'avais tellement peur de ne pas y arriver ! D'être incapable de l'accueillir, de l'aider à s'installer dans sa chambre, dans son lit.

Je la connais si bien, et depuis si longtemps.

Je comprends parfaitement qu'elle n'ait plus eu envie de continuer à vivre dans les conditions qui étaient les siennes.

Paul, notre collègue depuis des années, touché sans doute par cette mort programmée, lui en voulait terriblement de faire peser le poids de sa décision sur d'autres, sur moi, mais surtout sur les infirmières du service : même si ce n'est pas elles qui devaient injecter les produits, elles étaient là, ce sont elles qui faisaient la toilette mortuaire.

Paul, sans remettre en cause le bien-fondé de son désir d'en finir, trouvait qu'elle aurait dû se suicider, ne pas nous demander de l'aider.

Je ne vois pas les choses comme ça. Je suis heureuse, honorée qu'elle m'ait choisie pour l'accompagner. Je me serais sentie terriblement coupable de refuser, de la forcer à mourir seule.

Il n'empêche, je me sentais mal depuis plusieurs mois, depuis que j'avais enfin accepté l'idée. Je ne savais pas comment j'allais me sentir après : encore plus mal ?

Non : je me suis sentie bien. Épuisée, mais bien. C'était juste. C'était ce qu'il fallait faire, même si c'était dur pour moi.

Malraux l'a dit : « Aimer l'autre, c'est lui donner raison contre sa propre souffrance. »

J'ai eu le courage de le faire. J'ai bien fait. Je suis fière de moi.

Cette nuit, j'ai dormi, sans médicament.

Ce matin, en arrivant à l'hôpital, j'ai trouvé un grand bouquet de roses sur mon bureau : un geste de Thérèse, qui avait prévu cela avant de mourir, pour me remercier anticipativement.

DÉNI

J'ai vu cet après-midi Monsieur W en consultation. Monsieur W présente un déni, un vrai déni.

Heureusement, celui-ci ne l'empêche pas de se plier de bonne grâce aux examens, aux traitements, et n'est finalement pas gênant du tout.

Cela fait plusieurs mois que je traite Monsieur W pour un lymphome, un cancer des ganglions.

La première fois que je l'ai vu, j'ai employé le mot lymphome, expliqué les différents examens à faire, et les modalités de la chimiothérapie.

En sortant, la main sur la poignée de la porte, prêt à s'enfuir, il m'a demandé :

« Dites, docteur, ce que j'ai, là, ce ne serait pas, par hasard, comment dire, comme un petit cancer ? » Je lui ai répondu que, oui, c'était un cancer, un cancer des ganglions, heureusement guérissable dans la plupart des cas.

Il l'a entendu, puisqu'il a refermé doucement la porte, en répétant : « Un cancer, vraiment ? Comme c'est curieux ; un cancer, tiens, tiens... »

Il a répété cette phrase tout le long du trajet, jusque chez la secrétaire, devant laquelle il répétait encore à mi-voix : « Un cancer, comme c'est curieux... »

À la consultation suivante, avant de sortir, la main sur la poignée de la porte, Monsieur W me demande :

« Dites, docteur, ce que j'ai là, ce ne serait pas, par hasard, comment dire, comme un petit cancer ? »

Je lui réponds à nouveau par l'affirmative : oui, c'est bien un cancer.

À nouveau, il sort en murmurant : « Un cancer, tiens, tiens, comme c'est curieux... »

La même question revient quasiment à chaque consultation. Chaque fois, je réponds, poliment, mais fermement, par l'affirmative.

Aujourd'hui, en sortant, la main sur la poignée de la porte, un peu sur le qui-vive, mais rayonnant, Monsieur W me dit : « Vous savez, docteur, comme vous ne répondiez pas à ma question, j'ai regardé sur Internet. Je sais maintenant qu'un lymphome, ce n'est pas un cancer. Qu'est-ce que j'ai été soulagé de le savoir ! Quoique je savais déjà que ce n'en était pas un : sinon, vous me l'auriez dit ! Je sais en effet que vous dites toujours la vérité aux patients. »

J'ai souri, émue. Après tout, ce déni ne l'empêche pas de se soigner.

Ne nous arrive-t-il pas régulièrement, à chacun d'entre nous, d'avoir le nez sur une réalité désagréable, et de refuser de la voir ?

LE PARDON

Aujourd'hui, proche de la mort, Monsieur X m'a dit une chose qu'il n'avait jamais confiée à personne.

Je connais Monsieur X depuis plus de dix ans.

La première fois que je l'ai vu, j'ai été frappée par sa mélancolie teintée de douceur, son fatalisme, et par son regard un peu perdu, presque enfantin.

Lorsqu'il s'est mis torse nu pour que je l'examine, j'ai compris : Monsieur X avait sur le bras un numéro tatoué : un souvenir, indélébile, des camps de concentration.

À son type de tatouage, je pouvais deviner de quel camp il venait, et à son numéro, peu élevé, je pouvais comprendre qu'il était un des premiers à avoir été emprisonné.

J'ai passé ma main, presque malgré moi, sur son numéro, et j'ai souri. Il a souri également, et ceci a suffi pour tisser entre nous une espèce de lien, une confiance un peu particulière.

Cette chose que me confie Monsieur X est une chose avec laquelle il a vécu toute sa vie, qui a gâché toute sa vie, et dont il se sent terriblement coupable, tellement coupable qu'il préférait faire semblant de l'oublier, et surtout, surtout, ne jamais en parler.

Mais ce n'est pas comme ça qu'on oublie.

Quel que soit le crime commis, aussi épouvantable puisse-t-il être, la justice humaine a prévu une punition adaptée, puis le pardon.

La justice divine, elle aussi, a prévu le pardon.

Alors, qui est-il, lui, pour ne jamais se pardonner ?

Et si lui ne se pardonne pas, qui va pouvoir le faire ?

Il est des situations sans issue, des situations dans lesquelles, si on veut survivre, on est acculé à commettre des actes qu'on réprouve, qu'on ne se pensait pas capable de faire, et qu'on n'aurait sans doute jamais fait en temps normal.

Quatre personnes m'ont ainsi confié, avant de mourir, des choses qu'elles ne se sont jamais pardonnées, et qu'elles n'avaient jamais dites.

Pourquoi à moi ?

Sans doute parce que, dans ces instants où on fait le bilan de sa vie, où on se détache petit à petit de chaque chose, de chaque souvenir, de chaque amour, comme on enlève des vêtements successifs, pour finalement pouvoir partir, seul et nu, et libre, sans doute faut-il avoir à côté de soi quelqu'un à qui on peut confier son fardeau, confier dans le vrai sens du terme, donner, transmettre.

Si ces personnes s'étaient pardonné, ce fardeau aurait pu disparaître. Elles ne se sont pas pardonné, et le fardeau est resté.

Je n'ai malheureusement pas le pouvoir de pardonner, le pouvoir de faire disparaître la culpabilité.

Mais je peux accepter de l'entendre, de la faire transiter par moi pour l'éloigner du patient, et lui permettre de partir.

À chacune de ces personnes, j'ai demandé : mais aviez-vous le choix ? Chacun m'a répondu : j'aurais pu choisir de mourir.

C'est vrai. Dans ces situations qui étaient les leurs, guerre, torture, camps de concentration, viols répétés, parents pervers, ils auraient pu choisir de mourir plutôt que de sauver leur peau en acceptant de commettre des actes qu'ils réprouvaient.

Sont-ils vraiment coupables ? Je n'ai pas la réponse à cette question. Je suis simplement honorée qu'ils m'aient choisie pour me confier leur fardeau.

Qu'aurais-je fait à leur place ? Je ne sais pas. J'espère simplement, de toute mon âme, que jamais, ni moi, ni ceux que j'aime, n'aurons à faire ce type de choix.

Mais je voudrais dire ceci : si un jour, quelqu'un se retrouve dans la situation d'un de ces patients, qu'il se pardonne ! Sinon, c'est donner deux fois raison au bourreau, c'est multiplier le nombre de ses victimes.

Qu'il se pardonne ! Personne n'a le pouvoir de le faire à sa place !

DOUBLE DOSE

J'ai reçu hier en consultation Madame S, à qui j'ai prescrit, comme chaque fois, une double dose de Tamoxifène. Le Tamoxifène est un traitement hormonal, une pilule que Madame S doit prendre tous les jours, pour empêcher son cancer d'évoluer.

Madame S est une fermière d'un certain âge, d'un naturel méfiant, que je suis depuis plusieurs années pour un cancer du sein, d'emblée très étendu, inopérable.

Pourquoi double dose ?

L'histoire remonte à quelques années. Lorsque Madame S est venue me consulter, la première fois, elle savait avoir une masse dans le sein depuis longtemps. Cette masse grandissait, mais très lentement, et Madame S n'est venue me voir finalement que parce que cette masse commençait à lui faire mal.

Madame S me regardait avec méfiance, me disant d'ailleurs d'emblée qu'elle se méfiait des médecins, juste bons à prendre votre argent pour s'acheter des grosses voitures.

Je lui ai répondu que ma voiture était toute petite, mais cela ne l'a pas amadouée.

Elle a finalement accepté que je fasse un prélèvement de la tumeur pour examen, après que je lui ai expliqué que, selon toute vraisemblance, cet examen montrerait que cette tumeur, manifestement pas très méchante, était sensible aux hormones, ce qui me permettrait alors de la soigner par pilules, sans difficulté.

L'examen ayant confirmé l'hormonosensibilité de la tumeur, Madame S reçoit l'ordonnance pour la fameuse pilule, ainsi qu'un rendez-vous à ma consultation, quelques semaines plus tard, pour revoir la tumeur et m'assurer ainsi de l'efficacité du traitement.

Madame S prend l'ordonnance, mais je vois bien à la façon dont elle me regarde, qu'elle continue à se méfier, et que la partie n'est pas gagnée.

Aussi, quelle n'est pas ma surprise, deux mois plus tard, de voir revenir la patiente, beaucoup plus souriante et ouverte !

Elle me dit d'emblée que ce médicament est excellent, et qu'elle veut bien une prescription pour deux boîtes.

Je me réjouis de si bons sentiments, et lui demande de se déshabiller, pour que je puisse l'examiner, et vérifier l'effet du Tamoxifène.

Là, seconde surprise : Madame S refuse de se déshabiller, et me demande tout net de la croire sur parole. Naturellement, je refuse : pas d'examen de la tumeur, pas de prescription de Tamoxifène, c'est à prendre ou à laisser.

Madame S entrouvre donc son chemisier, et là, troisième surprise : la tumeur n'a pas du tout diminué, elle a augmenté !

Très ennuyée, ne comprenant pas ce résultat auquel je ne m'attendais pas, je dis à Madame S que ce traitement, inefficace, doit être arrêté, et une chimiothérapie commencée sans tarder.

Après quelques minutes de discussion, la patiente s'obstinant à vouloir continuer ce traitement, celle-ci finit par me dire la vérité, à savoir : n'ayant aucune confiance en moi, elle avait testé le Tamoxifène sur sa chienne, une femelle berger allemand qui présentait exactement la même tumeur sur une de ses mamelles.

Après deux mois de traitement, le résultat était spectaculaire : disparition de la tumeur chez la chienne, et tout aussi spectaculaire l'augmentation de la tumeur dans son sein à elle.

Enfin convaincue, prête à commencer, Madame S venait chercher une nouvelle ordonnance pour elle, et pourquoi pas, mine de rien, pour la chienne aussi !

Je soigne ainsi, depuis quelques années, Madame S et sa chienne avec la même efficacité.

Elles sont toujours là, les tumeurs toujours bien contrôlées, et Madame S toujours aussi méfiante !

LA BULLE

J'ai vu aujourd'hui, en consultation, Monsieur F. Monsieur F et sa famille me portent aux nues, disant partout que je suis un médecin extraordinaire.

Monsieur F est porteur d'un cancer du poumon avec métastases hépatiques, diagnostiqué et traité dans un premier temps dans un autre hôpital.

Une première chimiothérapie a été entreprise là, à laquelle la tumeur était insensible.

Il faut savoir que, dans la plupart des cas, les traitements sont bien codifiés. Dans le cas de ce type de tumeur, il était donc de règle d'essayer d'abord le traitement effectivement reçu par Monsieur F.

Le traitement de première ligne ayant été inefficace, Monsieur F a perdu confiance, et a demandé à être traité par moi. En effet, j'avais soigné quelques années auparavant quelqu'un de sa famille, et il avait confiance en moi.

J'ai donc fort logiquement entrepris la chimiothérapie de seconde ligne recommandée dans ce type de tumeur, la même bien sûr que celle qui aurait été entreprise si Monsieur F n'avait pas changé d'hôpital.

Par chance, le traitement a été, cette fois-ci, très efficace. Monsieur F va pour le moment fort bien, et attribue cela à une compétence exceptionnelle de ma part.

Il ne tarit pas d'éloges à mon égard, et me fait la plus grande publicité.

Cela pourrait me faire plaisir, mais cela me renvoie à ma solitude, à la solitude, sans doute, de chaque médecin.

Je sais que certains m'adorent, je sais aussi que certains me détestent, sans parfois comprendre pourquoi. Qu'ai-je fait de particulièrement bien, ou de particulièrement mal ?

J'ai ainsi appris, il y a quelques jours, par une patiente que je soigne depuis des années, qu'une autre de mes patientes, pourtant guérie, et n'ayant jamais, à ma connaissance, eu un quelconque problème lors de ses traitements, disait beaucoup de mal de moi.

J'ai eu beau chercher une cause, quelque chose que j'aurais fait, ou dit, ou dû faire, je n'ai rien retrouvé de particulier.

Probablement chacun projette-t-il sur son médecin, et c'est compréhensible, une partie de ses peurs, de ses fantasmes, de sa colère ou de ses espoirs. Sans doute lui attribue-t-on parfois un rôle un peu magique, des pouvoirs un peu surnaturels, bénéfiques, sans doute, la plupart du temps, mais peut-être aussi, parfois, maléfiques.

J'ai appris à me protéger de cela, en n'écoutant pas ce que les gens disent de moi et en restant dans une sorte de bulle, qui à la fois m'entoure et m'isole.

Hier, Madame D m'a croisée dans la rue, je me suis arrêtée en voiture pour lui permettre de traverser dans les passages cloutés. Elle m'a fait signe, j'ai souri, mais je ne l'ai manifestement pas reconnue. Je m'en excuse : effectivement, je ne m'en souviens pas.

« Mais je sais bien, docteur », me dit-elle, « comme toujours, vous n'étiez pas entièrement présente. Vous êtes en même temps ici et en même temps ailleurs. Vous n'êtes pas totalement de ce monde. »

J'ai souri, mais j'étais touchée. C'est vrai, je me sens souvent un peu étrangère, un peu en dehors, en décalage, hors du temps.

LE NOËL DE MADAME G

Je vois Madame G pour la première fois la veille de Noël, en début de soirée.

Cette patiente d'une quarantaine d'années, atteinte d'un cancer du sein, mariée à un homme d'affaires américain, change de pays régulièrement, suivant son mari dans ses déplacements professionnels : quelques années dans un pays, quelques années dans un autre...

Le cancer du sein a été soigné en Suède, mais le suivi a été dispersé entre plusieurs pays, et Madame G n'a jamais eu un cancérologue attitré, avec lequel elle a établi des liens, qui centralise son dossier, et surtout jugule ses angoisses.

Lorsqu'elle me contacte, cette veille de Noël, elle a remarqué depuis plusieurs jours un nodule sur son sein opéré, qui l'a immédiatement angoissée terriblement. Pour épargner son mari et ses enfants, persuadée qu'il s'agissait d'une récidive, elle a décidé de ne pas en parler avant Noël, pour ne pas gâcher leur fête.

Mais l'angoisse explose brusquement, intolérable.

Madame G ni son mari ne connaissent de cancérologue en Belgique.

Après avoir téléphoné à différents hôpitaux, sans trouver nulle part, au pied levé, un cancérologue à qui parler, elle téléphone dans mon service, où je suis encore là, m'apprêtant à partir, déjà en retard. J'accepte néanmoins de prendre la communication.

Devant l'importance de son angoisse, et ne pouvant, d'après ses plaintes, la rassurer sans l'avoir vue, j'accepte de la recevoir immédiatement, le temps pour elle de sauter dans sa voiture et d'arriver.

Une heure plus tard, Madame G est là, avec son mari.

Il était temps. J'avais promis de rentrer le plus tôt possible, en principe en début d'après-midi, pour aider à préparer le réveillon. Heureusement, celui-ci, comme presque toujours, se faisait chez ma sœur, qui, depuis le temps, avait appris à ne pas se formaliser de mes retards, et, il faut bien l'avouer, à ne pas trop compter sur moi.

Je regarde le nodule en question, et, heureusement, je peux immédiatement rassurer la patiente : ce n'est rien du tout, une simple irritation. Une petite crème, et il n'y paraîtra plus.

À l'importance de son soulagement, de sa joie, et à la gratitude de son mari, je mesure mieux son angoisse de départ. Grâce à moi, me disent-ils, et je sais que c'est vrai, la veillée de Noël, qui s'annonçait comme un cauchemar, sera une vraie, une belle fête !

Comme souvent, je mesure le contraste entre la facilité de ma tâche et l'ampleur du résultat.

Comment, dans ces conditions, ne pas rester, ne pas proposer d'attendre cette patiente, et de la voir ?

En même temps, comment ne pas comprendre que mes proches, ceux qui vivent avec moi, à qui j'ai promis de rentrer, pour une fois, à l'heure dite, supportent de plus en plus difficilement mes absences ? Fallait-il refuser de prendre la communication, refuser de voir la patiente, lui donner plutôt un rendez-vous après les fêtes ? Questions difficiles auxquelles je n'ai pas de réponses. Comment bien faire, ou plutôt, à nouveau, comment faire le mieux possible, le moins mal possible ?

Madame G est restée très attachée à moi et, pendant des années, fidèlement, elle revenait faire ses contrôles en Belgique et me voir pour les résultats. Je suis ainsi devenue son médecin de référence.

Madame G était, on peut le comprendre, extrêmement anxieuse. Généralement, l'anxiété d'un patient diminue considérablement après la réception des résultats du bilan, lorsque celui-ci est bon.

Mais Madame G avait une peur insurmontable des résultats du Ca 15/3, un « marqueur » du cancer du sein, que l'on dose dans le sang, et qui peut augmenter dans les cas de récidive ou de généralisation du cancer.

Les Américains, notamment, croient beaucoup à la valeur prédictive de ce marqueur, et accordent une grande importance au résultat.

Madame G, terrorisée à l'idée d'un mauvais résultat, refusait que je dose ce marqueur lors des contrôles. Elle s'y opposait formellement, et chacun sait que le médecin n'a pas le droit de demander des examens sans l'accord du patient. Il est, et c'est compréhensible, punissable s'il le fait.

Je recevais donc Madame G avec les résultats d'un bilan dont manquait une partie importante, la partie justement à laquelle elle accordait le plus de crédit. Alors, bien sûr, malgré ma réassurance, Madame G restait anxieuse, persuadée de n'être pas guérie... et refusait avec d'autant plus de violence que l'on dose le marqueur la fois suivante.

L'anxiété montait progressivement ; la vie de Madame G, mais aussi celle de son mari et de ses enfants, devenait intenable.

Un jour, lors de l'un des bilans, j'ai téléphoné au laboratoire, et j'ai demandé qu'on rajoute l'analyse du marqueur sur ma demande.

Je prenais un risque.

En effet, ce que je faisais était parfaitement illégal. Quelle pouvait être la réaction de cette femme, vivant à ce moment aux États-Unis, où les procès sont chose courante, lorsque je lui annoncerais que j'avais fait le test contre sa volonté ?

Et que faire si les résultats revenaient anormaux ?

Les résultats sont revenus parfaitement normaux.

Lors de la consultation, après avoir donné les résultats des différents autres examens, et observé que l'anxiété de Madame G ne se modifiait pas, ni celle de son mari, j'ai pris une grande inspiration, et je lui ai dit que j'avais, contre son avis et donc, j'en étais consciente, de manière illégale, demandé que l'on dose le CA 15/3 ; que le résultat était revenu parfaitement normal ; qu'elle pouvait donc être totalement rassurée.

Après quelques instants de stupéfaction, Madame G a éclaté en sanglots et s'est jetée dans mes bras. « Merci, merci… » était tout ce qu'elle pouvait dire.

J'avais gagné ! Nous avions gagné !

Après cela, Madame G n'a plus jamais refusé de doser son marqueur. Son anxiété s'en est trouvée considérablement améliorée, et la vie a pu reprendre, gérable, pour elle et sa famille.

Il est des moments, et celui-ci en était un, où respecter strictement la loi n'est pas admissible, humainement ou éthiquement. Il est des moments où le respect de sa conscience ou le respect de l'autre passe avant.

LA CHANCE DE MADAME M

Madame M est une femme d'environ 40 ans. Je la connais depuis plusieurs années, exactement depuis la naissance de sa fille, qui a 6 ans maintenant.

C'est en effet quelques semaines avant son accouchement qu'elle s'est palpé une boule dans le sein.

La mise au point a montré qu'il s'agissait d'un cancer. Madame M a donc été opérée, puis, dès que possible, l'accouchement a été déclenché, pour pouvoir commencer rapidement une chimiothérapie, indispensable étant donné le caractère agressif de la tumeur.

Madame M était déjà, à l'époque, une jeune femme enjouée, toute à la joie de s'occuper de son bébé, et prête à entamer son traitement dès que possible.

Moins de deux ans plus tard, comme c'était hélas prévisible, la jeune femme présente des métastases osseuses de son cancer du sein, et un traitement est repris.

Depuis lors, avec de rares périodes d'accalmie, les traitements se succèdent, plus ou moins lourds, plus ou moins contraignants.

Et, pendant ce temps, la petite fille de Madame M grandit, comme toutes les petites filles, dans l'insouciance et la joie d'être près de sa mère toute la journée.

En effet, bien sûr, et c'est ce qui la gêne le plus, Madame M ne peut plus travailler.

Cela la gêne pour deux raisons : d'une part, parce qu'elle adore son métier d'institutrice, et, d'autre part, parce qu'elle vient d'une famille simple, où la fierté du travail, et de ne dépendre de personne, est primordiale.

Petit à petit, au fil des années, j'ai appris à la connaître.

Son parcours personnel n'a pas été facile : son père était anglais, sa mère belge. Ils vivaient dans une petite ville de province anglaise. Sa mère travaillait comme femme de ménage, mariée à un homme buveur, parfois violent lorsqu'il avait bu.

Lorsque Madame M a atteint l'âge de 7 ans, son père a commencé à se livrer sur elle à des attouchements qui semblent, quoique la patiente ait toujours été très discrète à ce propos, avoir été jusqu'au viol.

La petite fille a fini par s'en ouvrir à sa mère, et celle-ci a eu une réaction responsable et courageuse : elle a pris sa fille sous le bras et est revenue vivre en Belgique, près de sa famille.

Cette femme a travaillé dur pour pouvoir offrir à sa fille des études d'institutrice. Malheureusement, et c'est un des regrets de Madame M, elle est décédée relativement jeune d'un cancer du sein, avant que sa fille n'ait son diplôme.

« Quel dommage, docteur, me disait la patiente, que ma mère ne m'ait pas connue institutrice, elle aurait été tellement fière de moi ! »

Petit à petit, au fil des années, la maladie progresse. Les traitements deviennent de moins en moins efficaces, permettent une amélioration de moins en moins longtemps. Mais en attendant, la petite fille de Madame M grandit.

Madame M n'a jamais vécu avec le père de son enfant. Celui-ci ne désirait *a priori* pas garder cet enfant, et elle avait donc décidé courageusement de ne pas avorter et de l'élever seule. Mais elle avait gardé des contacts avec le père, d'autant plus que, me disait-elle, ce serait bien si celui-ci pouvait, après sa mort, s'en occuper un peu, même de loin.

Et en effet ! Le père, petit à petit, s'est attaché à sa fille. Il s'est marié par ailleurs, et, poussé par sa nouvelle femme, qui avait de son côté deux enfants d'un premier mariage, l'a prise de plus en plus souvent chez lui.

Il s'est finalement engagé à reprendre sa fille après le décès de Madame M, et il a d'ailleurs tenu parole.

Aujourd'hui, je revois Madame M avec les résultats du bilan. J'étais loin d'être sûre que ceux-ci seraient favorables, et la patiente le savait.

Or les résultats sont bons, étonnamment bons. La maladie a reculé, en tout cas pour quelques mois. Elle peut souffler un peu.

« Quelle chance, docteur, s'écrie-t-elle, quelle chance que le traitement ait été efficace ! Et elle ajoute : d'ailleurs, depuis toujours, j'ai de la chance ! »

Je la regarde.

Comment peut-on trouver qu'on a de la chance, quand on est née dans une famille pauvre, avec un père alcoolique et violent ? Est-ce de la chance d'avoir été violée à 6 ans par celui-ci ? De la chance, encore, de devoir fuir après ça avec sa mère dans un autre pays, dont on ne connaît ni la langue ni les gens ? De la chance d'accoucher seule, le père de l'enfant vous ayant laissé tomber ? De la chance, ce cancer découvert avant même la naissance de l'enfant ? De la chance, ces traitements continuels, épuisants ? De la chance, de mourir à 40 ans ?

Alors je lui demande : « Pourquoi dites-vous que vous avez de la chance ? » Elle me regarde, étonnée :

– Mais, docteur, dit-elle, déjà quand j'étais toute petite, maman m'a protégée : elle s'est sacrifiée pour moi. Elle n'a pas hésité une seconde quand je lui ai parlé de mon père. Elle m'a crue, elle m'a défendue : quelle chance ! Croyez-vous que ce soit si fréquent comme réaction ? Plus tard, j'ai eu l'occasion de faire les études que j'aimais : ma mère aussi aurait aimé être institutrice. Mais elle n'a pas eu, elle, la possibilité de le faire. Elle n'a pas eu ma chance. Quand vous avez découvert mon cancer, avez-vous cru que je verrais ma fille grandir jusqu'à l'âge de 6 ans, et peut-être plus ? Soyez honnête, docteur : vous ne le pensiez pas. Or j'ai cette chance ! Quand j'ai su que j'allais mourir avant que ma fille soit adulte, je n'ai jamais espéré que son père s'attache à elle et parle de la reprendre chez lui. Quelle chance à nouveau !

Je ne dis rien. Je pense que moi, en tout cas, j'ai de la chance de la connaître.

UNE MÉSANGE POUR LE CHAT

Je dois aller voir Nicole D, une femme d'une quarantaine d'années, célibataire sans enfants. Nicole a été hospitalisée au départ pour une pneumonie. La mise au point a révélé que, derrière celle-ci, se cachait un cancer du poumon, au stade localement avancé.

À ce stade, le cancer peut encore être guéri, mais au prix d'un lourd traitement, associant le plus souvent chimiothérapie et radiothérapie, et parfois la chirurgie. Tout ceci sans certitude de succès. Mais certains s'en sortent, et cela vaut la peine de se battre.

J'ai d'emblée été interpellée par un collègue, qui avait parlé à la sœur de cette dame :

« Ne dis rien à la patiente, me dit-il, c'est une femme fragile depuis toujours, qui n'a jamais rien fait par elle-même. Heureusement qu'elle a sa sœur, qui l'a toujours portée, dirigée, soutenue. Discute plutôt avec celle-ci, c'est une sainte, elle peut tout assumer. Depuis toujours, c'est elle qui s'occupe de tout ! »

Comme, *a priori*, je n'aime pas les saintes, surtout celles qui s'occupent de tout, je me contente de répondre que je verrai avec la patiente ce qu'elle désire et, légèrement agacée, je me dirige vers la chambre de celle-ci.

Une infirmière me croise dans le couloir : « Vous allez voir Madame D ? Vous verrez, elle fait pitié. C'est un petit oiseau, un oiseau pour le chat... Elle est totalement dépendante de sa sœur. »

J'entre donc dans la chambre, et je comprends immédiatement la réflexion de l'infirmière : la patiente se tient sur le qui-vive, recroquevillée dans son fauteuil, comme un oiseau peureux et blessé.

À la voir ainsi, un souvenir me revient en mémoire :

Il y a quelques années, un jour de pluie, une mésange, sans doute trompée par la mauvaise visibilité, s'est jetée contre la porte vitrée de notre salon.

Assommée, elle est tombée par terre, sur la terrasse. Elle a vite repris conscience, mais, encore étourdie, elle ne parvenait pas à se remettre sur ses pattes, d'autant plus que la terrasse était pleine d'eau et glissante.

Elle menaçait de se noyer. J'ai alors mis mon doigt sous ses pattes, comme un perchoir, et j'ai senti que celles-ci s'accrochaient à lui. Doucement, la mésange s'est redressée, toujours accrochée à mon doigt.

J'ai mis ma main libre, comme un toit, au-dessus d'elle, et j'ai attendu qu'elle récupère.

Elle s'est secouée, a commencé à lisser ses plumes, l'une après l'autre. Qu'elle était belle ! Au fur et à mesure qu'elle récupérait, elle retrouvait ses couleurs, son maintien. Ce moment magique a peut-être duré deux minutes.

Puis, elle s'est envolée.

Aujourd'hui, je m'approche du fauteuil, je me présente, et demande à Nicole si elle désire que je lui explique ce qu'on a trouvé dans ses examens, et les traitements prévus.

« Ma sœur est-elle au courant ? », me demande-t-elle. Je lui réponds que non, que personne n'est au courant, que c'est à elle de choisir à qui elle désire que je parle.

Comme la petite mésange, je la sens se redresser, agripper mon doigt.

« C'est à moi qu'il faut parler », me dit-elle.

Et ainsi, je lui explique ce qu'on a trouvé, le cancer, la situation exacte, les différents traitements possibles.

Elle écoute attentivement, et je sens progressivement le petit oiseau, la petite mésange en elle se redresser, accrocher de plus en plus solidement ses pattes sur mes paroles.

Va-t-elle pouvoir s'envoler ? Résister, faire face au cancer ? Elle semble si frêle, si fragile !

« Je ne veux pas que ma sœur soit au courant, dit-elle finalement ; c'est à moi de gérer cela, et à personne d'autre. »

Je lui certifie donc que je ne donnerai pas de renseignements à sa sœur, et je la quitte, pleine d'espoir. La petite mésange va peut-être grandir, essayer ses ailes et s'en sortir.

Mais je suis rapidement ramenée à la réalité. La sœur de la patiente a pris rendez-vous avec moi, et m'attend de pied ferme.

Comme je lui dis que Nicole est bien au courant de son cas, et a désiré que je ne donne d'informations à personne, elle se fâche.

D'abord, elle sait tout. Mon collègue lui a montré et expliqué le dossier. Elle ne veut pas que Nicole se lance dans des traitements trop lourds pour elle, et désire en tout cas en être informée d'abord, pour pouvoir lui en parler elle-même et ainsi mieux gérer les choses, pour son bien.

« Je sais que ma sœur ne se battra pas », dit-elle, forçant ainsi le sort d'emblée dans la mauvaise direction.

Je réitère mon refus de discuter avec elle : la patiente est majeure, saine d'esprit, et désire prendre seule les décisions la concernant.

La sœur me lance un regard à la fois mauvais et un peu perdu, mais, comme je soutiens celui-ci, elle s'incline et s'en va.

Je suis heureuse de cette « victoire », mais inquiète pour Nicole : pourra-t-elle résister à sa sœur, cesser d'être frêle et soumise, pour se battre dans cette tourmente, et tenter de s'en sortir ?

Dans un premier temps, au fil des jours, Nicole prend de l'assurance : la mésange en elle récupère, lisse ses plumes, retrouve ses couleurs, encouragée par l'équipe soignante, par notre psychologue.

Mais, parallèlement à cela, la sœur contre-attaque. Probablement se sent-elle inutile, délaissée, et peut-être est-ce pour elle très difficile à supporter.

Aussi accable-t-elle Nicole de reproches : pourquoi ne veut-elle pas de son aide, elle sait bien ce qui lui convient, elle est forte, elle, et saura gérer à sa place. Nicole n'a qu'à se laisser porter, comme toujours.

Un matin, en faisant le tour de salle, je vois la sœur de Nicole près d'elle, agenda en main.

Il est en effet temps d'établir le programme des chimiothérapies, qui se feront en ambulatoire, à l'hôpital de jour.

Je demande à Nicole si elle a une préférence pour un jour de la semaine ; c'est sa sœur qui répond : pour elle, le mieux est le mercredi.

Nicole lui dit, timidement, qu'elle préférerait en début de semaine, pour être en forme le week-end, et pouvoir éventuellement sortir et voir ses amis.

Je fais alors remarquer que Nicole ne doit pas nécessairement venir accompagnée pour ses traitements. Elle peut très bien venir seule, ou avec l'une ou l'autre amie.

Mais sa sœur balaye l'objection : malgré un emploi du temps surchargé, entièrement dévoué aux autres, d'ailleurs, elle ne laissera à personne le soin de prendre Nicole en charge. Ce sera donc le mercredi, puisque ça l'arrange.

Au fur et à mesure de cet échange, je vois le regard de Nicole s'éteindre, ses épaules s'affaisser. Elle ne lutte plus. Quand je lui demande à nouveau, sans y croire, si elle ne préfère pas le lundi, elle me répond, sans lever la tête, qu'elle fera ce que sa sœur voudra.

Immobile, impuissante, je regarde la mésange se noyer.

Nicole ne luttera plus jamais.

Quelques mois plus tard, sans s'être vraiment accrochée, elle décède d'une complication de son cancer du poumon.

Mais moi, je sais qu'elle est morte bien plus tôt, noyée dans l'océan de bienveillance et de sollicitude de sa sœur.

ASSASSINS

Philippe, jeune patient de 25 ans, est atteint d'un cancer d'emblée généralisé, avec de gros ganglions cervicaux et des métastases pulmonaires responsables de difficultés respiratoires.

Ce sont ces difficultés qui ont attiré l'attention du jeune homme.

Philippe doit recevoir une chimiothérapie lourde. C'est sa seule chance de s'en sortir, et cette chance n'est pas de 100 %. Il y a un risque non négligeable que la tumeur ne réponde pas à la chimiothérapie. Dans ce cas, on le verra vite, les ganglions sont bien palpables, les difficultés respiratoires bien présentes. Tout cela est facile à suivre, à contrôler.

De plus, la chimiothérapie n'est pas dépourvue de dangers, c'est un traitement lourd, qui va l'affaiblir dans un premier temps.

Mais c'est sa seule chance !

Philippe n'a jamais eu confiance dans la médecine classique. Sa maman, qui l'a élevé seule, et a énormément d'influence sur lui, s'est toujours soignée par homéopathie, ce qui n'a jusqu'à présent jamais posé de problème, et est, sans doute, une bonne solution dans de nombreux cas.

Malheureusement, elle aussi est très réticente à l'idée de la chimiothérapie, sans pouvoir d'ailleurs dire pourquoi.

Philippe me dit connaître quelqu'un qui a été guéri uniquement par la prise d'une pilule par jour, pilule délivrée en exclusivité par un médecin malheureusement bien connu : ce « médecin », qui possède son propre laboratoire, vit exilé en Suisse, après avoir été rayé du Conseil de l'Ordre et interdit d'exercer dans notre pays, à cause de ses pratiques criminelles : il faisait en effet payer très cher sa pilule, découverte par lui tout seul, et miraculeuse, sans exception, contre tous les types de cancer, à tous les stades.

Depuis qu'il est interdit de pratique dans notre pays, sa pilule se vend deux fois plus cher. En effet, il a fait courir le bruit du « complot », technique bien connue, qui consiste à dire que, sa pilule guérissant absolument tout, la commercialisation de celle-ci ruinerait les firmes pharmaceutiques, les hôpitaux, les médecins...

Ceci expliquant, bien sûr, le refus de reconnaître et de commercialiser sa molécule...

Ce genre de discours n'est pas exceptionnel. C'est un discours commun aux charlatans de tous bords : ils prétendent tous posséder un traitement extrêmement efficace, découvert par eux seuls. S'ils ne sont pas reconnus, c'est parce qu'ils gênent le « pouvoir en place ». Chacun sachant, en effet, que le but de la société est de ne guérir personne...

On peut s'étonner que des discours aussi stupides et simplistes puissent être crus, et que des gens se ruinent et meurent de les avoir suivis.

Mais on oublie que les gens auxquels ces criminels s'attaquent sont, au départ, déjà fragiles, souvent isolés, et totalement déboussolés par l'annonce de la maladie.

D'autre part, ces criminels sont, et celui-ci en particulier, extrêmement charismatiques, à l'instar par exemple des chefs de sectes, auxquels ils ressemblent par beaucoup de côtés.

Je propose à Philippe d'analyser un des comprimés, en en prélevant un petit morceau, dans le but de lui prouver qu'il n'y a, selon toute vraisemblance, aucun produit actif dans celui-ci.

Mais il s'y oppose farouchement : si on coupe le comprimé, il perd immédiatement toute efficacité !

De nouveau, comment ce garçon, d'intelligence par ailleurs normale, peut-il faire ainsi preuve d'une telle crédulité ?

Je parviens néanmoins à le convaincre de commencer sa chimiothérapie, dont il reçoit une première cure.

Je lui explique : une semaine de traitement lourd, suivie d'une semaine de fatigue intense, après quoi le traitement s'élimine, les bonnes cellules reprennent, et dans les semaines qui suivent, si le traitement est efficace, il verra sa tumeur diminuer, les ganglions disparaître, sa respiration s'améliorer. Il sera « apparemment » guéri.

Un seul traitement n'est néanmoins pas suffisant, il faudra le reprendre un mois plus tard, et cela six fois en tout. Sinon, les quelques mauvaises cellules restantes vont reprendre, et la rechute surviendra, plus méchante, après quelques mois.

Philippe entreprend son traitement, qui se révèle effectivement fort éprouvant. Nausées, faiblesse...

Devant de tels effets secondaires, malheureusement, il panique. Il va voir ce « médecin » et ramène les précieuses pilules achetées à prix d'or.

Il commence à les prendre.

Parallèlement à cela, la chimiothérapie commence à faire son effet. Philippe récupère, la tumeur diminue, les ganglions disparaissent, la respiration s'améliore.

Mais lorsqu'arrive le moment de la deuxième cure, il ne se présente pas à l'hôpital.

Comme je téléphone, sa maman me dit que les pilules font un effet miracle. Autant ma chimio l'avait épuisé, autant il ressuscite maintenant.

J'essaie de garder mon calme, je lui rappelle que c'était prévu, que c'est la chimio qui est efficace, qu'il doit absolument la continuer, sinon la maladie reviendra, plus résistante, dans quelques mois. Rien à faire.

J'écris à Philippe, à son médecin traitant. Aucune nouvelle.

Quelques mois plus tard, Philippe arrive aux urgences, en insuffisance respiratoire sévère et insuffisance rénale aiguë. Les examens montrent que les poumons et les reins sont totalement détruits par la tumeur.

Philippe, 25 ans, dont on avait la preuve que la chimio était efficace, qui aurait pu guérir, meurt en réanimation quelques jours plus tard.

❖

J'ai connu Madame V il y a quelques années. Lorsqu'elle revient me voir, elle est grabataire, présente des douleurs généralisées secondaires à de multiples métastases osseuses, une faiblesse extrême liée à des métastases hépatiques. Elle est clairement au-delà de toute tentative de traitement. Elle mourra d'ailleurs peu de temps après.

Au départ, Madame V présentait un cancer du sein assez avancé, une masse d'environ 3 cm de diamètre, mais parfaitement opérable. Les ganglions axillaires étant touchés aussi, il fallait associer une chimiothérapie de sécurité. Madame V était jeune, élevait seule deux enfants de 4 et 2 ans.

Elle avait été envoyée à ma consultation par une amie, mais d'emblée elle m'a dit qu'elle ne comptait pas se faire opérer tout de suite. En effet, m'a-t-elle dit, cette tumeur était sa façon d'extérioriser « tout le mauvais » qui était en elle. Plus la tumeur grossissait, m'a-t-elle affirmé, plus elle-même guérissait.

Voyant mon étonnement (j'avoue que je ne m'attendais pas à cela), elle m'a sorti de nombreux articles tirés d'Internet, allant de façon formelle et péremptoire dans ce sens.

Comme elle semblait avoir confiance en son médecin traitant, je l'ai renvoyée à celui-ci avec le traitement préconisé.

N'ayant plus de nouvelles, j'ai téléphoné quelques jours plus tard à son médecin, qui m'a dit qu'elle avait finalement décidé de se faire opérer dans un autre hôpital. Rassurée, je n'y ai plus pensé.

En réalité, Madame V avait trouvé sur Internet un guérisseur qui avait abondé dans son sens. Pendant de nombreux mois, elle était allée régulièrement le voir, payant très cher chaque visite. Elle pouvait être contente : la tumeur grossissait bien.

Ce n'est que lorsque la tumeur s'est ulcérée à la peau, s'est mise à saigner, et que Madame V a commencé à ne plus pouvoir manger, qu'elle a perdu confiance dans son guérisseur.

Mais il était bien trop tard.

Aurions-nous pu éviter ces catastrophes ?

Comment lutter à armes égales avec des charlatans charismatiques, prêts à tout, et qui promettent la guérison sans effort là où nous sommes loin de pouvoir être aussi formels ?

Ils s'attaquent à des gens faibles, déboussolés par l'annonce de la maladie. Ils promettent un miracle, nous promettons de faire le mieux possible. Ils sont malhonnêtes, nous sommes aussi honnêtes que possible.

Ils sont bronzés, détendus, souriants. Nous sommes épuisés, stressés. Ils prennent le temps. Nous sommes débordés. Ils vendent du rêve. Nous essayons d'améliorer la réalité. Ils se moquent des conséquences de leurs actes. Nous essayons de nuire le moins possible.

Comment, dans ces conditions, empêcher leurs actes criminels, et protéger leurs victimes ?

LA FORCE DU MENTAL

Nous sommes en 1988. Je reçois aujourd'hui Madame S, jeune femme extrêmement anxieuse, porteuse d'un cancer du sein avec métastases hépatiques et pulmonaires.

Je suis touchée par cette jeune femme, je le reconnais, sans doute parce qu'elle a mon âge, et qu'elle a, comme moi, deux jeunes enfants.

Elle a déjà reçu tous les traitements possibles, chirurgie, radiothérapie, chimiothérapies... la maladie est résistante à tout. Doucement, on arrive à la fin.

La chimiothérapie, à l'époque, est fort difficile à supporter : nausées, vomissements... rendent les traitements fort durs.

Je reçois la jeune femme en consultation, et les nouvelles ne sont pas bonnes : le scanner montre que la maladie a progressé au niveau du foie. Elle-même le sent bien, d'ailleurs : elle est épuisée, a du mal à sortir de son lit.

Je n'ai absolument plus aucun traitement à lui proposer ; elle n'est même pas candidate à un traitement expérimental, son état général étant trop précaire pour qu'elle puisse se soumettre à ce genre de traitement qui, de toute manière, il faut le savoir, sert plus à la science et aux autres qu'à soi-même.

Dès les premiers mots prononcés, elle m'interrompt : « Docteur, ne me dites pas que vous ne faites plus rien, je veux me battre... », et elle éclate en sanglots.

Ma réaction n'est pas la bonne. Au lieu de la laisser pleurer, exprimer son désarroi, la soutenir et l'accompagner, je lui promets d'essayer une nouvelle chimio.

Je lui promets en outre, et là je ne mens pas, que cette chimio, contrairement aux autres, ne la rendra pas malade, et pour cause : n'ayant plus aucune arme, je décide de lui injecter de la simple eau salée, sans aucun produit actif !

Je lui mens, cela ne m'arrive jamais, et, sans pouvoir détecter sur quoi porte ce mensonge, elle le sent.

Je prends donc rendez-vous à l'hôpital de jour pour un traitement, et là, je lui branche une perfusion d'eau salée, sans aucun produit actif.

Je dois dire à ma décharge que j'espérais ainsi calmer son anxiété, avec une perfusion qui ne pouvait que lui faire du bien, en la réhydratant et en aidant le travail du foie.

Malheureusement, non seulement Madame S a senti mon malaise, mais elle l'a mal interprété : elle n'a pas cru que cette chimio n'en était pas une, elle a cru que je lui avais menti en promettant qu'elle ne serait pas malade.

Quelques heures après la perfusion, elle présente des vomissements incontrôlables, ainsi que tous les symptômes d'une réaction allergique sévère : asthme, éruption cutanée…

Je dois l'hospitaliser, et pour plusieurs jours.

Lorsque je l'ai hospitalisée, elle m'a dit : « Docteur, j'ai tout de suite senti que vous ne me disiez pas la vérité. Vous auriez dû me dire que j'allais être très malade, je m'y serais préparée, cela se serait mieux passé. »

Ainsi, par sa simple attente négative, par sa seule angoisse, Madame S a présenté exactement les mêmes symptômes qu'une véritable réaction allergique, sans aucune raison objective !

J'ai promis de ne plus jamais lui mentir, ni à elle ni à aucun autre patient, et j'ai tenu parole.

On ne soulignera jamais assez l'étroitesse des relations entre le corps et l'esprit, dans les deux sens : négatif comme positif.

C'est pourquoi l'hypnose, par exemple, qui change le regard de l'esprit sur le corps, a une efficacité tellement étonnante, parfois proche du miracle, dans tout ce qui est trouble fonctionnel : dans tout ce qui est psychosomatique, dans tout ce qui est fonctionnement défectueux d'un organe, ou d'un corps, par ailleurs en bonne santé.

Non, l'hypnose n'a jamais guéri le moindre cancer. Mais elle peut modifier l'anxiété liée à celui-ci, jusqu'à modifier certaines de nos perceptions.

L'esprit agit, en bien ou en mal, sur la manière de fonctionner d'un organe. Les expressions courantes le disent bien : « Ça me reste sur l'estomac » ; « J'en ai eu le souffle coupé » ; « J'en ai plein le dos » ; « Ça me fait chier » ; « Ça me reste en travers de la gorge » ; « Je porte tout sur mes épaules »…

❖

Monsieur A est un patient que j'ai traité il y a quelques années pour un cancer du côlon, dont il est vraisemblablement guéri.

Je ne le vois plus qu'une fois par an, pour une consultation de routine.

Or je le vois aujourd'hui en urgence, amené par un ami sur une chaise roulante, car depuis ce matin, il est paralysé.

Cela a commencé brusquement, après le petit-déjeuner, alors qu'il s'apprêtait à se rendre à un rendez-vous d'affaires où il devait signer des papiers importants.

D'emblée, je suis frappée par l'importance du déficit moteur, qui touche les deux membres inférieurs, sans perte de sensibilité, sans autre symptôme… ainsi que par le calme dont fait preuve Monsieur A. Il me semble que, si cela m'arrivait, je serais effondrée, angoissée, agressive… Or il attend sans se plaindre que j'aie le temps de m'occuper de lui.

L'examen du neurologue confirme ce que je pensais : il n'y a *a priori* pas de lésion organique qui puisse expliquer ce type de paralysie ; c'est une paralysie à la Capitaine Haddock, presque caricaturale.

Pourtant, ce n'est pas une simulation. Un simulateur garde ses réflexes de base : vous le déstabilisez en le poussant brutalement, il ne va pas tomber en se faisant mal, son réflexe reste de freiner sa chute. Ici, sans prévenir, je bouscule Monsieur A, au risque de le faire tomber : il n'a aucun réflexe pour se retenir : c'est moi-même qui le retiens, avant qu'il ne tombe.

L'imagerie confirme l'absence de lésion visible, aussi bien au niveau cérébral que de la colonne. Tout est parfait. Mais Monsieur A est paralysé !

Je m'assieds près de lui, je l'interroge. Que s'est-il passé ces derniers temps, était-il perturbé par quelque chose, et que faisait-il juste avant que sa paralysie ne se déclare ?

Alors, Monsieur A me raconte l'histoire suivante :

Il travaille dans une petite entreprise où il est le bras droit du patron. Or, depuis quelques semaines, le patron est en tractations pour signer un nouveau contrat. Je n'ai pas compris tous les détails, ou je les ai oubliés, mais toujours est-il que ce contrat paraissait d'abord risqué, puis, de plus en plus, frauduleux. Et le patron exigeait que Monsieur A assiste à toutes les rencontres et s'engage avec lui dans ce qui lui paraissait de plus en plus illégal.

Mais Monsieur A dépend de son patron et n'ose pas s'opposer à lui. De gré ou de force, au fil des semaines, il est de plus en plus engagé dans cette histoire.

La signature définitive du contrat devait avoir lieu aujourd'hui. Le patron avait exigé qu'ils soient deux à signer, et il avait donc rendez-vous avec lui pour se rendre chez le client.

Mais voilà que le patron lui téléphone de l'étranger : l'avion avec lequel il devait rentrer hier soir a eu un problème, le patron est coincé là-bas, et lui demande donc d'aller, seul, signer ce contrat !

Que faire ? Cela confirme, bien sûr, les craintes de Monsieur A.

« Vous comprenez, docteur, me dit-il, dans ces conditions, moi, là-dedans, je ne marche plus ! »

Effectivement, il ne marchait plus…

❖

Frédéric est un adolescent de 17 ans.

Il a présenté une réaction allergique à un produit de chimiothérapie lors de son dernier traitement, avec bronchospasme et difficultés respiratoires.

Il reçoit donc aujourd'hui un autre produit, qu'il a déjà reçu par le passé, et qu'il supporte très bien.

Mais Frédéric a eu tellement peur qu'à peine la perfusion branchée, alors que le produit actif ne coule pas encore, mais seulement l'eau salée qu'on injecte pour placer la perfusion, il présente immédiatement des difficultés respiratoires semblables à celles présentées lors de sa réaction allergique.

Comme on m'appelle d'urgence, je prends une seringue d'eau salée, la même que celle qui vient de déclencher la crise, et je l'injecte doucement. La crise s'arrête immédiatement.

Effet nocebo dans un cas, effet placebo dans l'autre : puissance de l'esprit sur le corps, importance de la perception du phénomène par rapport au phénomène lui-même.

Frédéric a déclenché sa crise seul, et il a aussi eu la puissance de l'arrêter seul !

Les parents le savent bien, qui donnent un baiser sur la blessure de leur enfant, pour faire partir la douleur…

Qui ne se souvient de l'histoire de Dumbo, le petit éléphant aux grandes oreilles ?

Dumbo vit avec sa maman dans un cirque. Dumbo est né avec de très grandes oreilles, tellement grandes que le directeur du cirque a décidé de lui apprendre à voler en employant ses oreilles comme des ailes.

Mais voilà, Dumbo a beau s'entraîner, alors qu'il est prêt, il ne parvient pas à décoller : il n'ose pas se lancer, il n'y croit pas, il a peur.

Alors un jour, un vieux corbeau plein de sagesse, s'arrache une longue plume du corps, et la tend à Dumbo : « Tiens Dumbo, c'est une plume magique : si tu la gardes dans ta main quand tu t'élances, tu sauras voler. »

Dumbo a confiance, il prend la plume, il se jette dans le vide… et il vole !

Ainsi, Dumbo avec sa plume magique devient le clou du spectacle : tous les jours, il s'élance du haut d'une tour et il vole, il fait de plus en plus de cabrioles, il vole de mieux en mieux, toujours avec sa plume…

Or, un jour, lors d'une cabriole particulièrement acrobatique, Dumbo perd sa plume.

Brusquement, il se rend compte qu'il l'a lâchée, il perd confiance ! Il cesse de voler, il tombe comme une pierre !

Alors, le vieux corbeau s'élance, rejoint Dumbo qui tombe, tombe, et il lui crie : « Elle n'est pas magique, la plume, Dumbo, c'est toi qui voles, tu peux voler, Dumbo, elle n'est pas magique, tu voles, Dumbo, c'est toi qui voles ! Vole, Dumbo, tu peux voler, Dumbo, vole ! »

Pendant de longues secondes, Dumbo continue à tomber. Puis brusquement, il se redresse, rectifie la trajectoire, remonte, reprend de la hauteur…

Oui, c'est lui qui vole, non, la plume n'est pas magique !

Non, notre force ne dépend pas d'un objet extérieur. Elle est en nous, il suffit d'y croire !

Parfois, lorsque je vois un enfant qui doute, un adulte qui n'ose pas entreprendre son rêve, j'ai envie de lui dire : tu peux voler, vas-y, vole, tu peux le faire…

RENCONTRES

Pierre est un patient d'environ 60 ans, envoyé à ma consultation par un de ses amis, médecin, que je connais bien et qui a confiance en moi.

Pierre présente un cancer du poumon, un « small cell », une tumeur très maligne, d'emblée métastatique, qui se traite par chimiothérapie, avec un très bon effet de celle-ci, mais limité dans le temps.

Pierre n'est pas guérissable. Il va néanmoins aller mieux pendant un certain temps, grâce à la chimiothérapie. C'est une de ces tumeurs dans lesquelles, il me semble, il est particulièrement important de bien connaître son patient, de discuter avec lui de ses priorités : quelle vie, pour quels effets secondaires, pour mener à bien quel projet...

D'emblée, dès les premières minutes, j'ai l'impression qu'un courant passe entre nous : comme si je le connaissais depuis toujours, comme si les choses allaient de soi...

Pierre entame son traitement. Mois après mois, il va mieux. Et toujours cette connivence, cette impression que je le connais...

Un soir, il me téléphone : je l'ai vu récemment en consultation, mais j'ai oublié de lui prescrire, ou il a oublié de me demander, l'ordonnance de dexamétasone dont il a besoin.

Il demande s'il peut passer la prendre.

Je m'apprête à quitter l'hôpital. Je sais qu'il habite près de chez moi, j'ai l'adresse dans son dossier.

Je peux très bien, en rentrant, passer chez lui ; c'est à peine un détour.

Je prends donc ma voiture, et je suis le plan jusque chez lui. C'est l'hiver, il fait noir.

Je me gare devant une très belle maison, originale, et je sonne à la porte, un peu perdue dans mes pensées, un peu fatiguée, pas vraiment présente.

Pierre m'ouvre, et ce n'est qu'en voyant l'intérieur de cette maison, qu'enfin je me souviens.

Nous sommes quelques années plus tôt, en janvier.

Je suis jeune médecin, en stage dans un hôpital de province, à cent kilomètres de chez moi.

C'est lundi, début d'après-midi. J'ai été de garde tout le week-end. Tout le week-end ! J'ai travaillé de vendredi matin à lundi midi. Il est très rare, pendant les gardes, qu'on n'ait pas quelques heures pendant lesquelles c'est plus calme, et pendant lesquelles on peut dormir un peu.

Mais cela n'a pas été le cas. Je n'ai pas dormi, ou par tranches de quelques minutes. Et lundi matin, sans récupération, j'enchaîne sur une journée de travail normale.

Tour de salle le matin. Et, l'après-midi, consultations. Je tiens le coup le matin. Mais l'après-midi, ce n'est plus possible. Je préviens le chef de service : qu'on se débrouille, moi, c'est fini, je rentre chez moi.

Il est déjà au courant de ma garde apocalyptique, et il est le premier à me dire qu'il comprend, qu'on va se débrouiller sans moi.

Il me demande juste de rester l'après-midi à l'hôpital, de me trouver un lit et de dormir avant de reprendre ma voiture.

Je lui promets de le faire, mais à peine a-t-il le dos tourné, que je quitte l'hôpital. Pas une seconde de plus dans cet endroit ! Je l'ai assez vu. Je rentre chez moi.

Mais après quelques kilomètres, sur l'autoroute, je me rends compte de mon erreur : il neige. On ne voit pas grand-chose, et j'ai du mal à garder les yeux ouverts. Et puis, rentrer chez moi n'est pas une solution : j'ai deux jeunes enfants qui m'attendent. Ils ne m'ont pas vue depuis trois jours. Ils ne vont pas me laisser dormir, ou plutôt, je n'aurai pas le cœur de monter dormir, alors qu'ils seront tellement étonnés et ravis de me voir plus tôt que prévu.

Progressivement, sans vraiment m'en rendre compte, je ralentis, puis je finis par m'arrêter sur la bande d'arrêt d'urgence. J'arrête le moteur, et, sans vraiment en être consciente, d'épuisement, je mets ma tête sur le volant, et je pleure.

Presque immédiatement, une voiture s'arrête derrière la mienne, et un homme s'approche de ma fenêtre : il est inquiet, je ne roulais pas très droit avant de m'arrêter. Est-ce que tout va bien ?

Il voit que je pleure. Mais je le rassure : non, tout va bien, je suis seulement épuisée.

Il m'interroge, chaleureusement, avec une vraie inquiétude, une vraie envie de m'aider. Je lui explique : j'ai simplement besoin de dormir quelques heures avant de rentrer chez moi, mais pas à l'hôpital !

La solution paraît évidente : il n'habite pas loin, il me propose de dormir quelques heures chez lui : il me laissera dormir, je peux avoir toute confiance. Je le sais, je le sens ; chez lui, je serai en sécurité.

Il reprend la route doucement, et je le suis, accrochée aux phares de sa voiture comme à un fil.

On arrive chez lui, il m'installe dans une chambre, à l'étage. Sans me poser davantage de questions, je me jette sur le lit, et je m'endors.

Je me réveille deux heures plus tard. Je vais mieux. Pierre, puisque c'est lui, a fait un feu dans la cheminée. Le salon est magnifique, chaleureux.

Sans dire un mot, il me sert un chocolat chaud. Je le bois, je me lève. Il est temps de partir.

Il me raccompagne sur le pas de la porte. Je m'en vais, je rentre chez moi.

Aujourd'hui, Pierre me regarde, voit que je me souviens.

M'a-t-il, lui, reconnue dès notre première consultation ? Jamais, nous ne parlerons de cela. Il y aura juste, pendant toute la durée de sa maladie, une amitié, un lien, quelque chose de fort dont je me souviens, encore aujourd'hui, et dont je me souviendrai, sans doute, toute ma vie.

❖

Ce matin, comme tous les matins, je conduis les enfants à la petite école du village, puis j'emprunte la route qui mène à l'hôpital, la petite route en pierres qui chemine à travers les champs, magnifique.

Impossible de dépasser sur cette route. Déjà, rouler est un défi, se croiser, difficile. Ceci nécessite que l'un des conducteurs s'arrête, se mette le plus possible sur le côté, escaladant en partie le talus, pendant que l'autre, au pas, essaie de n'érafler ni son côté droit sur les ronces ni son côté gauche sur la voiture qu'il croise.

C'est l'occasion, chaque fois, de se saluer, de se remercier mutuellement.

Aujourd'hui, il fait beau. Tout en conduisant, j'admire le soleil qui se lève, illuminant cette campagne gelée, brillante de givre, superbe. Je connais ce chemin comme ma poche, chaque pierre, chaque trou, et je roule assez vite, sans avoir besoin d'être très attentive.

Distraite par le paysage, je ne me rends pas compte qu'une voiture me précède, roulant très lentement, et que je la rattrape rapidement. Ce n'est qu'à quelques mètres d'elle que je la vois, et, surprise, je freine brutalement. Le conducteur de la voiture a dû avoir peur, car un peu plus loin, comme la route s'élargit légèrement, il se range pour me laisser passer.

Sans doute encore un peu endormie, absorbée à nouveau par le paysage, croyant qu'une voiture arrive en face, je me range derrière lui.

Quelle n'est pas ma surprise, alors, de voir le conducteur sortir de sa voiture, et se diriger vers moi !

À juste titre, bien sûr, il me demande si je me moque de lui. Il a sans doute 50 ans, semble de mauvaise humeur, agressif et par nature peu enclin à rire.

Je lui certifie que je n'ai aucune envie de me moquer de lui, mais que j'admirais le paysage, et, comme il est quand même arrêté, je l'invite à l'admirer également.

Il jette un coup d'œil circulaire, admet que c'est fort joli, mais m'informe que cela n'excuse ni la vitesse à laquelle je roule ni ma distraction.

Il a raison, bien sûr, et je le lui dis ; effectivement, c'est ridicule ; je n'ai d'ailleurs aucune envie de le dépasser ; bien au contraire, je lui suis reconnaissante de m'obliger à rouler plus lentement.

« Dans ce cas, me dit-il, mi-figue, mi-raisin, je suis ravi que ma lenteur puisse être utile à quelqu'un. »

Après un nouveau coup d'œil au paysage, il remonte dans sa voiture et je le suis jusqu'à la fin de la petite route, jusqu'au carrefour avec la grand-route.

Là, il tourne à droite, je continue tout droit. Le temps du feu rouge, nous sommes côte à côte. Je le regarde, il me regarde, il sourit. Cela lui donne un air fragile, enfantin. Surprise, un peu émue, je souris aussi. Le feu passe au vert ; il me fait un signe, nous nous séparons.

Chaque fois que la vie me met en face d'un personnage un peu bougon, un peu agressif, c'est ce sourire qui me revient, et je ne peux m'empêcher de sourire à mon tour. En effet, quoi de plus contagieux qu'un sourire ? Cet homme que je n'ai jamais revu, qui m'avait paru si peu aimable, m'a fait le cadeau le plus beau, le plus utile : il m'a fait cadeau de son sourire.

PETITES HISTOIRES D'HYPNOSE… ET AUTRES

« Je ne peux changer les choses…
Mais je peux changer mon regard sur les choses. »
Lao-Tseu

GÉRER L'INGÉRABLE

Françoise est morte hier, sereinement.

Je suivais Françoise depuis peu de temps pour un cancer du pancréas, foudroyant, et qui l'a emportée en quelques mois.

Françoise avait très peur de la mort.

La peur de la mort est, bien sûr, universelle. Elle fait partie de notre instinct de survie. Mais que recouvre-t-elle, exactement, chez l'homme ?

Elle sert en fait de prétexte à une série de craintes, qui peuvent être très différentes d'une personne à l'autre, et plus ou moins marquées. Ceci explique que certains semblent avoir moins peur que d'autres, ou paraissent gérer leurs peurs plus facilement.

La peur de la mort peut recouvrir, entre autres :

– la peur du passage, de la souffrance,
– la peur d'être abandonné, de se retrouver seul,
– la peur d'être perdu,
– la peur de perdre le contrôle, de ne plus être aux commandes,
– la peur d'abandonner les autres, et qu'ils ne s'en sortent pas,
– la peur de l'au-delà, d'être jugé et puni,
– la peur du néant,
– ...

La peur la plus importante de Françoise était de laisser ses enfants. Elle avait toujours surprotégé ceux-ci, pourtant déjà adultes, et ils semblaient en effet dépendre d'elle pour l'organisation de leur vie.

L'idée de ne plus être là pour les aider et les conseiller lui était difficilement soutenable.

Françoise portait littéralement toute sa famille.

Derrière cette peur de les abandonner, il y avait aussi, très forte, la peur de ne plus être aux commandes, de perdre le contrôle.

Sa manière à elle d'éviter l'angoisse ayant toujours été de tout contrôler, de tout planifier, comment ne pas être terrorisée par quelque chose qui semblait aussi peu contrôlable que la mort ?

J'ai toujours refusé, pour un même patient, d'avoir deux casquettes, de prendre en hypnose des patients que je traitais pour un cancer.

Mais Françoise avait déjà, avec quelqu'un d'autre que moi, fait des séances d'hypnose, et s'en était trouvée fort bien.

Elle m'a demandé si je pouvais l'aider à diminuer son angoisse, en simulant sa mort, de manière à l'apprivoiser et à la rendre plus gérable.

J'ai accepté. Nous avons donc, à deux, en hypnose, entrepris le chemin vers le renoncement progressif et le lâcher-prise.

« Laisse à chacun son travail, et accomplis le tien.
Tes enfants, tes proches, ont leur propre responsabilité et toi, tu as la tienne : lâcher ce qui est matériel, et laisser ton esprit se libérer progressivement de tout ce qui l'entrave, pour lui permettre de partir.
Laisse tout derrière toi, va de l'avant. Tout ce qui surgit dans ton esprit, la peur de la douleur, l'angoisse pour les autres, tout ce que tu voulais faire, laisse-le sortir de toi. Ton travail, c'est de te dépouiller progressivement de ces choses matérielles.
Fais ce que tu as à faire, et laisse les autres faire ce qu'ils ont à faire. Ce n'est plus de ta responsabilité. Regarde le chemin du départ, et ressens ce que tu as à ressentir… »

J'ai vu un sourire se dessiner, une paix s'installer sur ce visage.
Lorsqu'elle a repris pied sur terre, elle m'a dit :

« J'ai vu une lumière, une ouverture, au bout d'un tunnel. J'ai cru d'abord que ce tunnel était trop étroit, que je ne pourrais pas y entrer, ou qu'il m'étoufferait si je m'y risquais.

Mais au fur et à mesure que je me libérais du monde, je devenais de plus en plus souple, de plus en plus mince, comme une liane, comme un souffle. Je pouvais passer, facilement, simplement ; je me sentais devenir un courant d'air, une énergie, ou peut-être une aile ! »

Françoise a pu ainsi réaliser que ce passage était gérable, et elle a eu moins peur de la mort.

Elle a pu parler à ses enfants et leur dire qu'ils ne pouvaient la garder près d'eux, que son temps sur Terre était fini. Que c'était à eux, dorénavant, de reprendre le flambeau de leur vie, et qu'elle leur faisait confiance.

Elle leur a souhaité, simplement, bonne route.

CAMION-POUBELLE

Je reçois en consultation, cet après-midi, Monsieur J. C'est une consultation de routine. Monsieur J a présenté, il y a quelques années, un cancer du poumon, traité par chirurgie et chimiothérapie.

Il est en rémission complète, peut-être guéri. Les examens de contrôle, d'ailleurs, sont bons.

Mais, comme chaque fois, Monsieur J est une véritable pile électrique. Au lieu de se réjouir d'être vivant, en bonne santé de surcroît, il se plaint amèrement des difficultés de la vie, de son travail, de ses enfants... Cela lui fait du bien de me parler, cela lui permet de sortir ces tracas de lui-même. Mais, au fur et à mesure qu'il me les livre, je sens mes épaules se courber sous ce poids.

C'est une situation tellement fréquente : l'autre vous transmet son énervement, exactement comme il vous transmettrait un fardeau : il s'en débarrasse en quelque sorte, et vous restez là, avec une chose qui ne vous appartient pas, parfois très lourde. Celle-ci risque de rester en vous, de vous empoisonner la soirée, le week-end, et finalement la vie si cela se répète et s'accumule.

Il est parfois difficile de refuser de prendre ce fardeau : soit parce que vous estimez que c'est votre rôle : vis-à-vis d'un patient par exemple, d'un enfant ou d'un conjoint. Soit, plus souvent, parce que vous ne pouvez faire autrement : vis-à-vis d'un patron ou d'un collègue...

J'ai désormais un moyen très efficace dans ces situations : j'ai un camion-poubelle personnel. Non, pas un vrai, mais en pensée je peux l'appeler quand je veux, il répond toujours à l'appel.

Mon camion-poubelle est jaune et rouge, ne me demandez pas pourquoi. Il ressemble un peu à un camion en Lego, assez rustique, avec de grosses roues.

Lorsque quelqu'un me transmet un fardeau qui ne me concerne pas, je ne laisse pas ce fardeau me polluer : j'appelle mon camion-poubelle. Je l'entends venir : lorsqu'il arrive, il fait : dingelingeling...

Il me suffit à ce moment de prendre le paquet qui vient de m'être transmis et de le déposer dans la benne ; quand tout est déposé, je fais signe au camion de repartir. Il peut alors continuer sa tournée, répondre à d'autres appels, et débarrasser d'autres gens de leurs paquets.

Essayez : au lieu de vous laisser envahir par les fardeaux des autres, appelez votre camion-poubelle. Vous serez étonné du résultat : non seulement, vous aurez fait œuvre utile, en débarrassant l'autre de son poids, mais vous vous en serez immédiatement débarrassé vous-même, empêchant celui-ci de vous contaminer.

C'EST « BIEN »

Je termine une consultation d'hypnose, avec le sentiment très net que c'était « bien ». C'est la patiente, d'ailleurs, qui a employé ce terme : c'était bien.

Je comprends ce qu'elle voulait dire, et j'ai ressenti la même chose : c'était juste, les conclusions auxquelles nous sommes arrivées correspondaient à quelque chose de nécessaire.

C'était bien.

Mais finalement, c'est quoi, le bien ? Qu'est-ce qui nous permet de dire ou de ressentir qu'un acte, une réflexion ou une attitude, sont « bien » ?

Il faut, me semble-t-il, que ce soit juste, c'est-à-dire que cela corresponde à quelque chose de réel. Il faut aussi que ce soit utile : que cela permette de dépenser moins d'effort, que cela permette plus de spontanéité. C'est bien, car les choses sont devenues plus claires, plus compréhensibles ou plus simples.

Que ce soit dans le contact avec un proche, ou dans un sport. Que ce soit dans une réunion, une consultation, ou une résolution de problème : brusquement, tout se met en place. La demande d'énergie pour réaliser le but devient minimale. C'est bien.

J'ai parfois l'impression, dans notre société dominée par une éthique judéo-chrétienne de faute à racheter, de culpabilité, que, pour beaucoup, n'est bien que ce qui a exigé un effort, ou même, idéalement, un sacrifice : c'est bien, parce que ça a été dur, cela a nécessité du renoncement. Comme si le bien était lié à la souffrance plutôt qu'au plaisir.

Mais non : le bien, c'est quand les choses deviennent évidentes. Quand chacun est à sa place et fait ce qu'il a à faire, en tirant le meilleur de lui-même, avec plaisir et facilité.

Quand les choses sont justes, et que le geste est correct.

Ce que je fais est bien, si chacun en sort grandi. C'est bien, parce que cela rend la vie plus belle.

Aujourd'hui, cette femme a pu jeter un regard différent de son regard habituel sur sa vie, son vécu, ses « échecs ». Elle est plus riche, plus sûre d'elle. Les choses se sont ordonnées de telle manière qu'elle peut reprendre le contrôle. C'était bien.

LE CHEMIN DANS L'AUTRE SENS

Chacun de nous a des chemins qu'il connaît bien, des promenades préférées dans le parc près de chez lui, des habitudes dans les trajets qu'il emprunte.

Aujourd'hui, je vous propose de faire une promenade que vous connaissez bien, que vous faites régulièrement.

Je ne sais pourquoi, par habitude sans doute, vous empruntez toujours le chemin dans le même sens. Vous descendez le grand escalier en pierres dans le parc, et en bas de l'escalier, vous tournez à droite. Ce chemin fait une boucle, et, après un kilomètre, il revient à l'escalier.

Cette fois-ci, au lieu de tourner à droite, vous allez tourner à gauche, et faire exactement la même promenade, mais dans l'autre sens.

Prenez plaisir à regarder ce paysage, que vous connaissez si bien. Comme il paraît curieux ! Comme il paraît nouveau ! Presque comme si vous le voyiez pour la première fois, simplement parce que vous l'abordez sous un angle différent.

Regardez ce grand arbre solitaire, là, au milieu de la pelouse. Vous le connaissez très bien : chaque fois, vous vous arrêtez pour l'admirer.

Vous le voyez maintenant d'un autre point de vue : ainsi, il paraît à la fois exactement le même et totalement différent.

Les branches, qui étaient au premier plan, sont maintenant cachées par d'autres, que vous n'aviez jamais vraiment remarquées. Les feuilles bougent différemment ; le soleil joue avec elles, en leur donnant une autre couleur. Cela donne à cet arbre une allure nouvelle, simplement parce que l'éclairage a changé.

Prenez plaisir à vous approcher de l'arbre, même s'il faut pour cela vous salir un peu en marchant dans la boue ou l'herbe mouillée : cela en vaut la peine. Faites le tour de celui-ci : vous découvrirez ainsi qu'il n'a pas qu'une facette, ni même deux, mais qu'il est multiple, différent, changeant, chaque fois que vous changez de point de vue.

Ainsi, prenez le temps, quelquefois, de vous promener à l'intérieur de vous-même, sans *a priori*, même à des endroits où vous n'allez jamais, ou au contraire à des endroits que vous pensez très bien connaître, pour le plaisir de vous découvrir. Voyez à quel point vous possédez beaucoup plus de richesses, beaucoup plus d'outils, beaucoup plus de trésors que vous ne l'imaginiez.

Oui, vous êtes multiple, plus fort, plus forte que vous ne le pensiez.

TU ES PRESSÉE, TOI ?

En rentrant de l'hôpital, je m'arrête au magasin d'alimentation pour acheter de quoi manger ce soir.

Je prends ma place dans la queue pour payer à la caisse. Comme d'habitude, je laisse un espace entre le client qui me précède et moi, un peu plus grand que celui laissé par mes voisins. Il semble en effet que ma « bulle », l'espace dont j'ai besoin pour ne pas me sentir envahie soit un peu plus étendu que la moyenne.

Une dame en profite pour se glisser devant moi. Je la laisse faire. C'est incorrect de sa part, et grossier, mais finalement, suis-je vraiment si pressée ?

Je le fais d'autant plus volontiers que, comme chaque fois, une anecdote me revient à la mémoire.

C'est mercredi après-midi. Mes enfants ont environ 10 et 8 ans, et je ne travaille pas le mercredi après-midi. Je reste avec eux, c'est congé pour nous trois.

Aujourd'hui, je suis avec mon fils Bernard à la banque. Nous faisons la queue au guichet, et nous en profitons pour parler, nous raconter des tas de choses, échanger nos impressions sur la vie.

Comme, emportés par la discussion, nous laissons un peu d'espace entre nous et le client qui nous précède, une dame en profite pour nous dépasser, et s'installer sans vergogne devant nous.

Je m'apprête à me fâcher, mais Bernard me retient, et me dit :

« Laisse-la, Maman, regarde comme elle a l'air de mauvaise humeur, et malheureuse. Tandis que nous, après tout, nous ne sommes pas pressés. Pour elle, c'est une corvée. Pour nous, c'est un plaisir d'être deux, ici, et de discuter de tout et de rien. Tu es pressée, toi ? »

Évidemment, je n'étais pas pressée, bien au contraire ! Bien sûr qu'il avait raison, mille fois raison ! J'aurais volontiers passé des heures, là, à parler de tout et de rien, c'est-à-dire, finalement, des choses importantes.

Merci, Bernard, pour ta réaction. Non seulement tu as souligné l'importance de ce moment et remis les choses à leur juste place, mais en plus, tu as transformé tous les moments ultérieurs de ce type. Au lieu d'être de mauvaise humeur, je souris malgré moi, et je me dis : après tout, suis-je vraiment si pressée ?

Eh bien, pour de vrai, non. Je suis rarement si pressée que ça !

LE CHOCOLAT CHAUD

Aujourd'hui, j'ai promis à Xavier, mon fils de 8 ans, d'aller le prendre à la maison à 16 heures sans faute, pour le conduire à sa répétition de chant.

J'ai un grand défaut : je suis toujours en retard, ou au mieux juste à l'heure, ce qui est souvent stressant pour ceux qui dépendent de moi pour leur transport.

J'ai donc promis à Xavier d'être à temps.

Et pour ce faire, je quitte l'hôpital en courant, sans regarder à gauche ni à droite.

Je saute dans ma voiture. Heureusement, la route est dégagée, je me gare devant le garage à 16 heures pile, je cours vers la maison, j'arrive hors d'haleine.

Je m'attendais à voir Xavier derrière la porte, son manteau sur le dos.

Quelle n'est pas ma surprise de le découvrir confortablement installé dans le salon, sirotant tranquillement un petit chocolat chaud.

– Mais Xavier, lui dis-je, tu vas être en retard !

– Rassure-toi, maman, me répond-il gentiment, comme je te connais, je t'ai dit d'être là à 16 heures, mais pour de vrai, c'était 16 h 30. Tu as même le temps de prendre un chocolat chaud avec moi. Je te l'ai déjà préparé, il t'attend.

Merveilleux Xavier ! Au lieu de s'énerver, me connaissant, il a simplement agi en conséquence. Grâce à cela, nous passons un excellent quart d'heure ensemble, et c'est très détendus tous les deux que nous prenons la route.

Et quelle leçon pour moi ! Cette manière, polie et inattaquable, de me faire comprendre qu'il se méfie de mes retards, a été beaucoup plus efficace que n'importe quelle remarque désagréable.

La preuve : près de trente ans plus tard, je m'en souviens comme si c'était hier !

JEU DE CONSTRUCTION

C'est congé. Je suis avec Basile et Constantin. Niobé, la petite princesse, fait sagement la sieste en haut, dans le lit de fortune dressé pour elle.

J'ai sorti les deux grandes caisses de Lego, ce jeu de construction avec lequel leur père et leur oncle jouaient déjà, trente ans plus tôt.

Chaque garçon a sa caisse, remplie de briques de formes, de tailles et de couleurs variées, ainsi que de pièces de raccord permettant, en les emboîtant, toutes les constructions possibles. En fonction, bien sûr, de leur imagination, d'une part, et des pièces disponibles dans chaque caisse, d'autre part.

Aujourd'hui, chacun va construire une gare.

Je les observe pendant que chaque enfant, de son côté, fouille dans sa caisse, puis la renverse et l'éparpille, pour mieux voir les richesses dont il dispose.

Les constructions commencent à prendre forme.

Et je suis émerveillée de voir comment chacun, avec les outils dont il dispose, parvient à faire une chose à la fois semblable et totalement différente de celle de l'autre.

Avec le même principe de construction, avec le même but, avec des outils comparables, chaque enfant construit sa gare. Regardant ce que fait l'autre pour y puiser des idées, mais sans chercher à l'imiter servilement, ce qui serait de toute manière impossible, les outils et les briques de l'un n'étant pas exactement ceux de l'autre.

Je les regarde, et je me dis :

Si chacun d'entre nous pouvait ainsi faire sa propre construction en fonction des outils dont il dispose, lui, qui ne sont pas ceux des autres !

Si chacun pouvait regarder ce que font les autres, non pour se comparer, mais pour s'enrichir, comme la vie serait agréable !

Oui, chaque construction est belle, chaque construction est unique, utile à tous dans sa singularité.

Non, nous ne sommes pas là pour essayer d'imiter ou de surpasser notre voisin.

Nous sommes là pour faire notre propre construction, avec les outils dont nous disposons, nous, et pour en faire profiter les autres, comme nous profitons des constructions de ceux-ci.

Oui, nous sommes complémentaires. Pas identiques, ni meilleurs ou moins bien.

Complémentaires. Utiles dans notre singularité, par notre singularité.

EN CONCLUSION

INÉGAUX DEVANT LE DEUIL

Finalement, qu'est-ce qui a changé, en trente ans ?

L'être humain, bien sûr, n'a pas changé.

Les réactions à l'annonce d'une maladie menaçant le pronostic vital sont toujours les mêmes :

– La peur de perdre le contrôle, de ne plus pouvoir être aux commandes de sa propre vie, vient en tête. Perdre, en quelque sorte, son identité, son âme.
– La crainte de perdre son statut : son statut social, son travail, son rôle dans la famille.
– La peur de la dégradation, de la souffrance.
– La peur de la mort, avec toute sa complexité.

Bien sûr, avoir un cancer, une maladie le plus souvent chronique et à long terme, implique une série de deuils. On perd un certain nombre de choses. Il faut, au fur et à mesure, reconstruire, autrement, autre chose, avec ce qui reste possible.

C'est là tout le travail de deuil : dépasser le déni, la colère, pour réaliser d'abord, puis pleurer, accepter, reconstruire, et finalement repartir.

Or certains sont plus doués que d'autres pour le deuil. Cela dépend de l'entourage, bien sûr, mais aussi de facteurs intrinsèques, comme la confiance en soi, l'estime de soi, la capacité d'aller de l'avant.

Cela dépend également de la façon dont les deuils précédents se sont déroulés. S'ils ne sont pas terminés, s'ils se sont mal passés ou sont restés bloqués, ils risquent de se réactiver, et le patient aura alors à faire face à deux deuils simultanément.

Tout ceci est une constante humaine. Cela n'a pas changé au fil des années. Ce n'est d'ailleurs pas propre au cancer, mais à la vie, simplement.

La plus grande force, c'est la capacité de se reconstruire après un deuil.

L'EUTHANASIE

L'euthanasie est enfin permise dans certains pays et c'est un des progrès majeurs de ces dernières années.

Depuis toujours, la majorité de mes patients, le plus souvent au début de leur maladie, me parlent de leur souhait de fin de vie. La demande est, à peu de chose près, la même : chacun veut être sûr que je respecterai le moment où il décidera d'arrêter. Cette certitude, loin de diminuer l'envie de se battre, permet au contraire de se battre plus longtemps, tout en restant maître jusqu'au bout de sa destinée.

Personne ne souhaite une fin de vie qui se prolonge des mois, faite d'alitement, de douleurs, d'insomnies, de perte progressive de ses fonctions intellectuelles. Personne non plus ne souhaite peser sur ses proches, ni laisser de soi une image dégradée.

Chaque patient, chaque patiente, l'exprime à sa manière : si la guérison n'est plus possible, qu'on puisse compter sur moi pour maintenir une vie aussi digne que possible, et une fin de vie humaine.

Peu de patients, en fin de compte, demandent l'euthanasie. Mais presque tous me demandent si j'accepterais de le faire, le cas échéant. Et cette certitude change leur vie.

L'euthanasie est toujours un moment extrêmement difficile, extrêmement émouvant.

Mais c'est une très belle mort.

Elle n'est pas donnée à tout le monde : il faut pour cela une grande lucidité, un grand contrôle de soi.

Cela ne dépend pas non plus que de soi : il faut idéalement que l'entourage comprenne, ou à tout le moins accepte, pour pouvoir alors dire adieu, pardonner et se faire pardonner, puis s'endormir entouré de ses proches.

J'ai toujours eu beaucoup de respect, beaucoup d'admiration, pour les gens capables ainsi de décider du moment de quitter la vie. Toutes ces morts ont toujours été très belles, très douces.

Paradoxalement, ce sont les gens qui aiment le plus la vie qui sont désireux de la quitter lorsque celle-ci n'en vaut plus la peine.

Peut-être, justement, parce qu'ils n'ont jamais supporté la sous-vie, sous-vie dans laquelle, par contre, d'autres passent leur existence entière, sans même s'en rendre compte ?

Ou alors, est-il plus facile de quitter la vie quand on a le sentiment d'en avoir profité pleinement ?

Permettre l'euthanasie, c'est rendre à l'être humain sa liberté.

GUÉRIR

L'après-cancer, est devenu un problème important et fréquent depuis quelques années. De plus en plus de patients, en effet, guérissent de leur cancer.

Que veut dire guérir ?

On peut considérer quelqu'un comme guéri d'une maladie, lorsque le risque de mourir de celle-ci redevient semblable au risque encouru par la population générale. Si j'ai la grippe, par exemple, mon risque de mourir de la grippe est supérieur à celui de la population générale. Quand je ne l'ai plus, mon risque de mourir de celle-ci redevient semblable au risque de chacun. Je suis donc guéri.

Dans le cas du cancer, le but d'un traitement peut être de guérir, mais il peut être aussi de maintenir la maladie à un niveau stable, sans « guérir ». Dans ce cas, la maladie reste à l'intérieur de moi, et mon risque de mourir de celle-ci reste supérieur au risque de la population générale.

Le traitement doit alors être adapté, compatible avec la vie la plus longue, mais aussi la plus confortable possible.

Dans un cas, les traitements seront lourds, éventuellement dangereux, non dépourvus de séquelles, si le but est de guérir. Dans l'autre cas, les traitements seront paradoxalement plus légers, puisque le but est différent : privilégier la qualité de vie, comme dans toute maladie chronique.

Lorsque le but est de guérir, les traitements s'étalent habituellement sur quelques mois ; le patient est pris en charge et revu régulièrement par toute une équipe soignante, qui l'entoure et le soutient. La famille, les amis, se mobilisent également.

Et brusquement, le traitement est fini, le patient en principe est guéri. Il retourne sans transition à sa vie de tous les jours.

Comment vit-on l'après-cancer ?

C'est très difficile. Les proches, ceux qui ont eu peur, ceux qui ont soutenu le patient pendant ses traitements, sont épuisés. Ils n'ont qu'une envie : tourner la page, oublier.

Le patient, lui, se retrouve perdu. Il avait tellement espéré ce moment ; il s'imaginait enfin guéri, retrouvant sa vie d'avant, son enthousiasme, son énergie.

Mais ce n'est bien sûr pas le cas.

D'abord, il n'est plus le même. Tout cela l'a changé.

Ensuite, c'est seulement maintenant que tout est fini, qu'il a le temps de se retourner, de réaliser ce qu'il a traversé, et d'avoir peur.

Il commence à pouvoir mettre des mots sur tout cela, à un moment où les proches ne le veulent plus, et où l'équipe soignante est moins présente.

Cela, c'est dans le meilleur des cas. Car il arrive parfois que les proches aient fait cruellement défaut lorsqu'on avait besoin d'eux. Sans doute faisaient-ils défaut depuis toujours, mais dans une vie normale, cela n'était pas trop grave.

Dans l'imagination populaire, on pense parfois qu'une femme, par exemple, devant subir une ablation du sein, puis une chimiothérapie avec perte de cheveux, risque d'être abandonnée par son mari ou son compagnon. Dans la pratique, ceci est rarissime.

Par contre, j'ai rencontré à plusieurs reprises des jeunes femmes sortant de cette épreuve différentes, grandies. Profondément déçues par l'attitude de leur mari pendant cette période, elles refusent de reprendre le rôle qui était le leur au sein du couple avant la maladie, et demandent le divorce après quelques années, le mari n'ayant, lui, pas évolué.

La maladie a été pour elles l'occasion de faire le point, de progresser et de changer leurs priorités. Elles sont plus sûres d'elles, de leurs choix.

Elles ont une vie plus riche, plus remplie, plus intense.

UNE MALADIE CHRONIQUE

Lorsqu'un patient n'est pas « guéri », la maladie peut néanmoins être stabilisée pendant fort longtemps. De plus en plus souvent, grâce à l'explosion de nouveaux médicaments, le cancer devient une maladie chronique, nécessitant un suivi régulier et des traitements de temps en temps. C'est sans doute dans ces situations que bien comprendre ce qui est important pour le patient, ses priorités, prend toute sa valeur.

Quel traitement, pour quels effets secondaires, avec quelles contraintes, pour quels résultats ?...

C'est alors que prendre le temps d'expliquer véritablement les enjeux, les choix possibles, sans mentir, mais sans noircir le tableau, est primordial.

En sachant par ailleurs qu'on ne maîtrise pas tout, et que l'évolution de chacun en particulier reste partiellement imprévisible.

Oui, on connaît les statistiques de réussite de tel traitement, mais cela reste statistique, c'est-à-dire sans grande valeur pour une personne donnée.

Oui, on sait quels sont les effets secondaires possibles de tel traitement, mais pas ceux que la personne en face de nous va présenter.

De plus, l'un va juger intolérable un effet secondaire (la perte de cheveux, par exemple) que l'autre va juger bénin ; celui-ci refusera un traitement risquant de diminuer la sensibilité des doigts (un horloger, par exemple), que celui-là acceptera facilement.

Il ne nous appartient pas de juger le bien-fondé de tel ou tel refus. Par contre, il est de notre devoir, de notre rôle, de prévenir le patient des conséquences possibles de son choix.

En tout état de cause, c'est lui qui a le dernier mot, qui *in fine* décide, quelle que puisse être notre difficulté à le comprendre.

Faut-il toutefois s'incliner devant un choix clairement déraisonnable ? Non, bien sûr. On oublie souvent que si, dans notre société, le patient, et c'est un bien, a le choix du médecin, le médecin aussi, hors situation d'urgence, a le choix du patient.

Nous pouvons parfaitement refuser de prendre quelqu'un en traitement, sans même en donner la raison. Nous devons simplement, à ce moment, donner à la personne les coordonnées d'un médecin de compétence équivalente, et bien sûr transmettre à celui-ci toutes les données objectives du dossier.

Dans la pratique, je ne me souviens pas avoir dû user de ce droit. Il m'est arrivé plusieurs fois, par contre, de menacer de le faire, face à un patient grossier, par exemple, agressif, ou ne se rendant systématiquement pas à ses rendez-vous, pour venir ensuite en urgence et exiger d'être reçu.

Heureusement, ceci reste tout à fait exceptionnel. L'immense majorité des patients font preuve de respect, de contrôle de soi et de politesse, même dans les situations les plus difficiles.

INTERNET

Internet, la multiplication des informations, tout cela renseigne-t-il davantage les gens au sujet de leur maladie ?

Parfois, oui.

Certains patients, instruits, ouverts, ayant bien compris leur maladie, se renseignent sur internet, et peuvent ainsi, forts de leurs lectures, venir à la consultation en posant les bonnes questions. Il n'est, d'ailleurs, pas toujours aisé d'y répondre.

Je trouve cela passionnant. Non seulement ces patients peuvent nous faire gagner beaucoup de temps, mais on peut alors engager un véritable partenariat, entrer dans les détails, trouver vraiment la meilleure solution pour chacun.

Mais cela reste l'exception. Et de plus, même avant l'ère de l'information à outrance, ces patients, déjà, posaient les bonnes questions, comprenaient bien leurs problèmes, et étaient de véritables partenaires.

Dans la plupart des cas, le patient n'a pas la formation ou le recul nécessaires, confond les maladies, les traitements, et se perd dans la multiplicité des données.

Il faut alors lui demander d'apporter l'article qui l'a perturbé, de manière à comprendre ce qu'il a lu et à pouvoir remettre les choses à leur vraie place.

J'ai toujours pris le temps de le faire, même si les questions posées étaient parfois tellement hors de propos qu'il était difficile de comprendre la véritable demande.

De toute manière, pour bien travailler, il faut l'accord et la confiance de la personne en face de soi.

Il est donc très important de prendre tout le temps nécessaire pour cela avant de se lancer dans le traitement.

De même, il peut être très important d'encourager le patient à prendre un autre avis, s'il ne paraît pas totalement convaincu.

Sinon, c'est comme construire un immeuble sur du sable : à la première difficulté, il s'écroule.

LA FÉMINISATION DE LA PROFESSION

La féminisation de la profession, en quarante ans, est spectaculaire.

En 1974, les filles inscrites en première médecine représentaient 10 % des effectifs. Elles sont maintenant majoritaires.

Or, en moyenne, les femmes médecins recherchent moins le pouvoir, la domination, que leurs collègues masculins.

La relation médecin-malade s'en est trouvée profondément modifiée : le patient n'est plus l'enfant en face d'une image paternelle toute-puissante. Il cherche à comprendre, à participer.

Nous avons de plus en plus souvent affaire à un véritable partenariat, dans lequel chacun apporte sa connaissance : le patient, sa connaissance de lui-même ; et le médecin, sa connaissance de la maladie.

Et c'est idéalement l'association de ces deux connaissances qui pourra définir le meilleur traitement, pour ce patient précis.

Le médecin n'est plus non plus irremplaçable : beaucoup de jeunes femmes généralistes parviennent à concilier vie de famille et profession, en se répartissant des rôles de garde, en se faisant remplacer, en travaillant en pool...

Aujourd'hui, le patient garde un médecin référent, mais celui-ci n'est plus seul : il fait partie, et heureusement, d'une équipe.

De façon générale, les femmes, celles en tout cas qui ont la chance d'avoir choisi leur métier et de l'aimer, ont contribué à introduire dans le milieu professionnel la notion de coopération, plutôt que celle de concurrence.

La « brillante carrière » n'a pas beaucoup de sens pour la plupart des femmes.

Elles recherchent plus dans leur profession un sens à leur vie, une utilité, un accomplissement d'elles-mêmes.

Dans le même ordre d'idées, si les femmes restent minoritaires aux postes de pouvoir les plus élevés, je ne pense pas que cela tienne à une discrimination de la société : je pense que cela n'intéresse tout simplement pas la majorité d'entre elles.

ÊTRE VIEUX

La notion de vieillesse a beaucoup évolué ces dernières décennies.

Auparavant, sauf exception, on avait l'âge de sa carte d'identité. Aujourd'hui, c'est beaucoup moins clair. Certains sont vieux très jeunes, d'autres restent jeunes très vieux.

On peut être en excellente forme physique et intellectuelle à 80 ans, comme on peut être détruit beaucoup plus jeune.

Monsieur J a 80 ans. Je le suis depuis plusieurs années pour une leucémie chronique. Au départ, le traitement était léger, mais, il y a deux ans, la maladie est devenue plus méchante. Un traitement de chimiothérapie fort lourd et non dépourvu de risques a été entrepris.

Monsieur J est sportif depuis toujours. Il n'a jamais fumé, boit modérément. C'est un habitué du jogging. Chaque année, il prend part aux 20 km de Bruxelles.

Sous chimiothérapie, avec quelques copains de son âge, il a à nouveau participé à cette course.

Ils ont bien sûr terminé bons derniers, mais ils l'ont fait ! Ovationnés par la foule, qui trouvait extraordinaire cette bande de vieux en pleine forme, dont un sous chimiothérapie.

Depuis lors, deux ans ont passé. Monsieur J a bien répondu à son traitement et est actuellement en rémission. Il s'apprête à partir skier avec un de ses fils.

❖

Monsieur F, 75 ans, est porteur d'un cancer du poumon, que l'on vient de découvrir à l'occasion d'une nouvelle aggravation de son insuffisance respiratoire chronique.

Ce cancer est petit, et pourrait techniquement être enlevé chirurgicalement, ou être traité par radiothérapie.

Mais les poumons de Monsieur F sont par ailleurs en tellement mauvais état, abîmés par l'âge, la cigarette, la bronchite chronique, qu'ils ne pourraient supporter une diminution supplémentaire, même petite, de leur capacité respiratoire. Monsieur F est donc non traitable, et va inévitablement mourir de ce cancer, malgré sa découverte précoce.

❖

Monsieur L a 82 ans. On vient de lui découvrir un cancer des ganglions, en principe guérissable par une chimiothérapie assez lourde, potentiellement toxique pour le cœur. Or, si Monsieur L n'a aucun problème cardiaque extérieur, les examens montrent que le cœur n'a pas beaucoup de réserves. S'il fonctionne un peu moins bien après le traitement, Monsieur L sera sans doute guéri de son cancer, mais risque de présenter une insuffisance cardiaque qui invalidera fortement sa qualité de vie. Faut-il prendre le risque ? Ou faut-il donner un traitement plus léger, moins dangereux pour le cœur, mais qui diminue ses chances de guérison ?

Ces problèmes sont nouveaux, et il n'est pas facile de répondre à ces questions. On manque de recul, on manque de données.

Qui peut-on soigner sans risque ?

Quel traitement, pour quelle qualité de vie ?

Il existe par ailleurs un autre problème avec les personnes âgées : leurs enfants.

Les enfants demandent souvent que l'on « préserve » leurs parents, en ne disant par exemple pas les choses comme elles sont, ou en ne répondant pas honnêtement aux questions qu'ils posent.

Mais qui protègent-ils en mentant ? Leurs parents, ou eux-mêmes ?

Ils disent leurs parents fragiles, mais ce sont eux qui ne supportent bien souvent pas l'idée de les voir souffrir ou diminués.

Ils oublient que la génération qui nous précède, d'une part a connu la guerre, et d'autre part, ne fût-ce que par son âge, a connu une série de pertes. Ces hommes et ces femmes en sont sortis aguerris, bien plus forts que leurs enfants.

Les personnes âgées, comme les autres, désirent savoir ce qu'elles ont, et participer aux décisions les concernant. Elles désirent aussi, comme tout le monde, ne pas peser sur leurs enfants. On se retrouve ainsi, parfois, dans une situation où le dialogue parent-enfant n'a plus lieu, chacun cherchant à protéger l'autre !

Et il y a aussi, actuellement, tellement de personnes âgées capables de profiter de la vie, de voyager, de tomber amoureux et finalement, pour certains, de se permettre de penser à eux, réalisant enfin que la vie, c'est maintenant !

Peut-être cela aussi est-il parfois difficile à accepter pour un enfant...

L'INCERTITUDE

L'incertitude n'a pas changé. Pour un patient précis, il est toujours aussi difficile de prédire l'avenir.

Et plus on acquiert de l'expérience, moins on se sent le droit d'être péremptoire dans ses affirmations. On s'est déjà si souvent trompé !

Certains rechutent brutalement, alors que rien *a priori* ne le laissait prévoir. D'autres sont toujours en vie, déjouant les statistiques.

Les critères pronostiques que nous employons ne sont clairement pas les bons : trop approximatifs, vrais statistiquement, mais pas assez précis pour un patient donné ; ils sont incomplets, parfois faux…

L'incertitude persiste. Mais finalement, celle-ci n'est en rien spécifique au cancer. Ne fait-elle pas intimement partie de la vie et de la condition humaine ?

N'est-elle pas, finalement, une chance ?

N'est-ce pas elle qui, régulièrement, redistribue les cartes, empêchant celui-ci de s'endormir sur ses lauriers, donnant à celui-là un nouveau départ ?

L'être humain n'est-il pas imprévisible, parfois si fragile quand on le croyait solide, et invulnérable où on le croyait faible ?

Comme chantait Jean Gabin :

> « Maintenant je sais, je sais qu´on n´sait jamais !
> La vie, l´amour, l´argent, les amis et les roses
> On n´sait jamais le bruit ni la couleur des choses
> C´est tout c´que j´sais ! Mais ça, j´le sais ! »

LA VIE, C'EST MAINTENANT

En conclusion, que m'a apporté ce métier ? Quel est à mon sens le plus grand apport de cette maladie, pour moi, pour les patients et pour chacun d'entre nous ?

L'animal oscille sans cesse entre besoin, assouvissement de ce besoin, puis sommeil.

L'être humain, lui, oscille entre désir, assouvissement de ce désir, puis ennui.

Désir d'une chose, qui disparaît à la possession de cette chose, laissant se développer l'absence de désir, c'est-à-dire l'ennui.

Mon voisin a une télévision grand écran. Je désire la même. Je l'achète, je la possède, donc je ne la désire plus. Je m'ennuie.

Je suis amoureux, je désire une femme. Je l'épouse, je la possède, donc je ne la désire plus. Je m'ennuie.

Comment échapper à cette oscillation ? Comment éviter cette allée-venue entre le désir et l'ennui ?

Il existe, en gros, trois grands types de réponses à cette question :

- soit en transformant l'objet du désir en quelque chose de plus haut, de plus universel. C'est la réponse de Platon, des mystiques : passer du désir d'un beau corps au désir de tous les beaux corps, puis au désir du Beau en tant que tel, dans une aspiration vers une transcendance, une élévation continue, vers l'Universel ou vers Dieu. Dans une tension jamais assouvie. Je ne pense pas que cette réponse, quoique magnifique, soit à la portée de tout un chacun ;
- soit en transformant le désir en défi. Le désir n'est pas alors simplement de chercher à s'approprier une chose qui nous ennuie une fois que nous la possédons (la même télé que le voisin), mais un défi que nous nous lançons à nous-mêmes et pour nous-mêmes : oser de plus en plus, maîtriser un sujet de plus en plus, dans une aspiration constante vers le haut.

Chaque défi réussi nous donne une confiance, une expertise supplémentaire, qui nous permet de nous lancer d'autres défis et d'acquérir progressivement force, audace, équilibre, harmonie, dans une tension de plus en plus grande vers le bonheur, la plénitude. Chaque chose réussie, loin de nous ennuyer, est un tremplin vers quelque chose de plus haut ;

– une troisième voie nous permet de maintenir quelque chose entre le désir et l'ennui, et cette voie est peut-être, pour qui est assez fort pour l'entendre, la grande leçon du cancer : c'est la découverte de l'éphémère.

Ce que nous avons si fort désiré, et qui nous paraît maintenant acquis, routinier, peut nous être enlevé d'un moment à l'autre : ce n'est pas une certitude ayant perdu tout son intérêt, c'est un merveilleux cadeau, un moment privilégié. Chaque sourire de l'être aimé, chaque matin qui commence est une réalité importante, dont il faut profiter consciemment, tant qu'on en a la possibilité.

Votre enfant crie ? C'est qu'il est en bonne santé. C'est difficile de se lever le matin ? Pensez au plaisir de sentir vos muscles répondre à ce que vous attendez d'eux. Cela va de soi ? Peut-être avez-vous tort de le penser.

N'attendons pas d'être privés de quelque chose pour réaliser la chance que nous avions de l'avoir.

N'attendons pas d'être malades pour nous réjouir d'être en bonne santé.

Réaliser la chance que nous avons, et en profiter : voilà la grande leçon de la maladie, le vrai moyen d'être heureux.

La vie, c'est la route, ce n'est pas l'arrivée. Et la route, elle est là, maintenant. Elle peut être très belle, même si elle n'est plus très longue.

La vie, c'est maintenant.

TABLE DES MATIÈRES

Merci à Francis Boileau, à Marlies et Philippe Robert,
pour leur aide précieuse, leur relecture et leurs commentaires.

Merci à ma sœur Florence... pour tout.

Claude Finet
info@claudefinet.be